Peter Hüttl

Adipositaschirurgie

Der Weg zur Kostenübernahme · Leitfaden für Patienten und Ärzte

Impressum

Herausgeber:
Dr. Peter Hüttl
Rechtsanwalt
Fachanwalt für Arbeitsrecht
Fachanwalt für Medizinrecht
Kanzlei Dr. Heberer und Kollegen
Paul-Hösch-Strasse 25a
81243 München
e-mail: dr.huettl@arztrechtskanzlei.de

Umschlaggestaltung: Andrea Tanksley, München
Satz und Druck: Mühlbauer Druck GmbH, München
Gedruckt auf 100% chlorfrei gebleichtem Papier

1. Auflage 2011, 1000 Stück
ISBN: 978-3-00-032555-7, Printed in Germany

Inhaltsverzeichnis

1 Einleitung

Die bariatrische Chirurgie erfreut sich stetiger Zuwachsraten, wenngleich sie derzeit in Deutschland bezogen auf die Pro-Kopf-Einwohnerzahl mit 4 Eingriffen pro 100.000 Einwohner nach wie vor im Vergleich zum übrigen Europa und den USA ein Schattendasein führt.

Zwischenzeitlich gilt es als gesichert, dass die chirurgische Therapie der Adipositas zumindest bei fortgeschrittener Erkrankung die einzig effektive Maßnahme darstellt und Lebenszeit sowie Lebensqualität Betroffener dramatisch verbessert (Hüttl, P.E / Hüttl, T.P, Rechtsfragen der Adiposiatschirurgie, Der Chirurg, BDC, 485 ff.).

Der Umstand, dass es sich zum Teil um gerade in Deutschland relativ neue Verfahren handelt und dass adipositaschirurgische Maßnahmen zudem als „ultima ratio" angesehen werden, bringt es mit sich, dass nicht zuletzt auch die Frage der Kosten bis heute viel diskutiert ist. (a.a.O.).

2 Die Adipositastherapie in der GKV

Die häufigsten Probleme bei der Frage der Kostenübernahme entstehen im Rahmen der gesetzlichen Krankenversicherung (GKV).

Die Ursachen hierfür reichen von der Perspektive einiger Krankenkassen, dass die Adipositas keine Krankheit, sondern ein Lebensstilproblem sei, welches durch Änderung in Eigenverantwortung zu beheben ist bis hin zur Sichtweise, dass die konservativen Verfahren bei morbider Adipositas völlig ausreichend seien.

Warum im Gegensatz zu vielen anderen medizinischen Standardtherapien bei der Adipositaschirurgie ein vorheriger Kostenübernahmeantrag sinnvoll bzw. notwendig ist, resultiert aus einem Urteil des Bundessozialgerichtes (BSG). Dieses erkennt die Adipositaschirurgie zwar als Krankenkassenleistung an, definiert aber auch Voraussetzungen, die der Patient im Vorfeld erfüllen muss. Bevor die Krankenkasse die Rechnung eines Adipositas chirurgischen Eingriffs bezahlen darf, ist sie verpflichtet, die Erfüllung der Voraussetzungen zu überprüfen.

Unter welchen Bedingungen die GKV die Adipositaschirurgie finanziert und was der Patient zusammen mit seinem Arzt tun sollte, wird in den nachfolgenden Abschnitten dargestellt.

2.1 Das Sachleistungsprinzip der GKV

In der GKV herrscht das Sachleistungsprinzip. Dieses besagt, dass sächliche Mittel und persönliche Dienste von der Krankenkasse beschafft und ihren Versicherten unter Beachtung des Wirtschaftlichkeitsgebotes in Natur zur Verfügung gestellt werden, soweit diese Leistungen nicht der Eigenverantwortung der Versicherten zugerechnet werden können.

> **!** **Merke:**
> **Der Versicherte muss sich also die Leistung nicht selbst beschaffen und vorfinanzieren.**

Dieser Anspruch setzt aber voraus, dass Qualität und Wirksamkeit der Leistungen dem allgemein anerkannten Stand der medizinischen Erkenntnisse entsprechen und den medizinischen Fortschritt berücksichtigen. Nach dem Wirtschaftlichkeitsgebot (§ 12 SGB V) müssen Leistungen ausreichend, zweckmäßig und wirtschaftlich sein; sie dürfen das Maß des Notwendigen nicht überschreiten. Dies bedeutet, dass Leistungen, die nicht notwendig oder unwirtschaftlich sind, Versicherte nicht beanspruchen können, die Vertragsärzte und Krankenhäuser nicht zu Lasten der Krankenkassen erbringen dürfen und die Krankenkassen diese nicht bewilligen.

Es ist auch einschränkend bestimmt, wer medizinische Leistungen zu Lasten der Krankenkassen erbringen darf. Der ambulant tätige Arzt muss an der vertragsärztlichen Versorgung teilnehmen (Landessozialgericht (LSG) Sachsen, Urteil vom 23.03.2005, Az.: L 1 KR 24/04), das Krankenhaus in den Landeskrankenhausplan aufgenommen sein. Einen Anspruch auf vollstationäre Behandlung in einem zugelassenen Krankenhaus hat der Versicherte nur, wenn die Aufnahme nach Prüfung durch das Krankenhaus erforderlich ist, weil das Behandlungsziel nicht durch teilstationäre, vor- und nachstationäre oder ambulante Behandlung einschließlich häuslicher Krankenpflege erreicht werden kann.

Die Krankenkassen haben über einen langen Zeitraum grundsätzlich bestritten, dass die Adipositaschirurgie die oben genannten Bedingungen erfüllt und zum Leistungskatalog der gesetzlichen Krankenversicherung gehört. Viele Patienten mussten daher die Leistung einklagen. Unter welchen Voraussetzungen ein gesetzlich krankenversicherter Patient einen Leistungsanspruch auf einen adipositas-chirurgischen Eingriffs und damit auf Kostenübernahme durch die Krankenkasse hat, musste im Jahr 2003 das oberste Sozialgericht, das BSG klären.

2.2 Der Anspruch auf Kostenübernahme

Das BSG hat für die Adipositas-Patienten im Jahr 2003 entschieden, dass die behandlungspflichtige Adipositas eine Krankheit im Sinne des § 27 SGB V ist und somit vom Leistungsanspruch der gesetzlichen Krankenversicherung umfasst wird (BSG, Urteil vom 19.02.2003, Az.: B 1 KR 1/02 R, www.bundessozialgericht.de).

Da jedoch die adipositas-chirurgische Maßnahme in ein gesundes Organ eingreift, denn der Magen ist regelmäßig nicht die Ursache für die Adipositas, ist dieser Leistungsanspruch nur dann gegeben, wenn nur die chirurgische Therapie als ultima ratio (also als letzter Ausweg) verbleibt (BSG, Urteil vom 19.02.2003, Az.: B 1 KR 1/02 R, www.bundessozialgericht.de.

Dieser Grundsatzentscheidung des BSG lassen sich Argumente entnehmen, die richtungsweisend sind, um so mancher Einschätzung der GKV zu begegnen.

So führt das BSG klar aus, dass die behandlungsbedürftige Adipositas zwar möglicherweise seelische Ursachen hat, selbst aber keine psychische Krankheit ist.

Auch wird vom BSG dem Argument entgegen getreten, dass die chirurgische Therapie der Adipositas deshalb noch keine Leistung der Krankenversicherung ist, weil sie noch nicht ausreichend erprobt sei. Dies stimmt insbesondere aus heutiger Sicht nicht mehr.

Im Rahmen der aber trotzdem notwendigen Rechtfertigung, da die Maßnahme in ein intaktes Organ eingreift, bedarf es einer Abwägung der Art und Schwere der Erkrankung, der Dringlichkeit der Intervention mit den Risiken, dem zu erwartenden Nutzen der Therapie sowie etwaiger Folgekosten für die Krankenversicherung.

!

Merke:
Die Kostenübernahme ist immer eine Einzelfallentscheidung, so dass es natürlich auch dazu kommen kann, dass bei zwei Patienten mit vergleichbarer Ausgangslage unterschiedliche Entscheidungen ergehen.

Letztlich ist also die Frage der Kostenübernahme immer eine Einzelfallentscheidung (LSG Berlin, Urteil vom 24.03.2004, Az.: L 15 KR 11/02), an die das BSG in der vorbenannten Entscheidung auch die nachfolgenden konkreten Bedingungen stellt:

Zunächst einmal ist Grundvoraussetzung, dass der BMI des Patienten größer 40 kg/m² ist. Sollte der BMI darunter liegen, so muss er zumindest 35 kg/m² betragen und es müssen Begleiterkrankungen wie beispielsweise Bluthochdruck, Diabetes oder orthopädische Erkrankungen vorliegen.

Ferner fordert das BSG, dass konservative Behandlungsmethoden ausgeschöpft sind (so auch LSG Baden-Württemberg, Urteil vom 07.12.2004, Az.: L 11 KR 1627/04). Es müssen also insbesondere auch unter ärztlicher Aufsicht Diäten durchgeführt worden sein und mittels Medikamenten eine Gewichtsreduktion versucht worden sein (so auch LSG Baden-Württemberg, Urteil vom 12.07.2006, Az.: L 5 KR 5779/04).

Darüber hinaus muss der Antragsteller kund tun, dass er bereit ist, seine Lebensweise auch nach der Operation zu ändern. Insbesondere das

Ernährungsverhalten und die Bereitschaft der sportlichen Betätigung sind hier in erster Linie zu nennen. Grundsätzlich muss die Bereitschaft zu sportlicher Betätigung nachgewiesen werden.

Praxistipp: Dies geschieht regelmäßig nicht nur durch einen Vertrag mit einem Fitnessstudio, sondern auch durch den Nachweis, dass man sich dort körperlich in der Tat bewegt hat.

Es muss zudem eine Krankheit als Ursache für das Übergewicht ausgeschlossen sein. Dies gilt sowohl für internistische, als auch psychosomatische Diagnosen.

Schließlich gibt es dann noch andere Kriterien der Ernsthaftigkeit, die das BSG nicht näher darstellt.

Unter Berücksichtigung zahlreicher Stellungnahmen der MDK's kann man hierunter insbesondere die Teilnahme an einer Selbsthilfegruppe über mindestens ein Jahr verstehen. Auch wird man eine Bescheinigung über eine Ernährungsberatung und den Nachweis von Maßnahmen in Eigenregie, die zumindest zu keiner Gewichtszunahme geführt haben, fordern müssen.

Abgerundet wird dies noch durch eine nachgewiesene kontinuierliche Bewegungstherapie, welche mindestens zweimal die Woche über ein Jahr durchgeführt werden muss. Dies steht natürlich unter dem Vorbehalt, dass der Antragsteller im Rahmen seines körperlichen Zustandes zur Bewegung in der Lage ist.

Auch sollte nachgewiesen werden, dass über drei Jahre hinweg versucht wurde, eine Abnahme des Körpergewichtes zu erreichen.

Schließlich muss ein psychiatrisches Attest vorgelegt werden, wonach relevante psychische Erkrankungen ausscheiden. Sollte eine Diagnose zunächst im Hinblick auf psychische Erkrankung gestellt worden sein, so muss ein Bericht über eine erfolgreiche Psychotherapie vorgelegt werden.

Zuletzt muss der Antragsteller auch kund tun, dass er Kenntnis von der beantragten OP hat. Dies wird aber regelmäßig im Rahmen der chirurgischen Begutachtung vom behandelnden Arzt bescheinigt werden.

Aus diesem Sozialgerichtsurteil resultiert das heute praktizierte Verfahren, dass der Patient bei seiner Krankenkasse einen Kostenübernahmeantrag stellt. Damit die Krankenkasse eine Entscheidung für oder gegen eine Kostenübernahme treffen kann, schaltet sie zur Begutachtung der Voraussetzungen den Medizinischen Dienst der Krankenkassen (MDK) ein. Um nach einheitlichen Kriterien die Sachlage im Rahmen eines medizinisches Gutachten bewerten zu können, haben 2009 die MDK-Gemeinschaft und der Medizinische Dienst des Spitzenverbandes der Gesetzlichen Krankenkassen einen Begutachtungsleitfaden erstellt. Dieser basiert nicht nur auf den vom BSG im Jahre 2003 definierten Voraussetzungen, sondern auch auf neueren wissenschaftlichen Erkenntnissen sowie der S3 Leitlinie Adipositastherapie der AWMF.

Die nach dem Begutachtungsleitfaden zu erfüllenden Kriterien lassen sich wie folgt zusammenfassen:

- Der Body-Mass-Index (BMI) ist größer als 40 kg/m^2 bzw. größer als 35 kg/m^2 wenn erhebliche Begleiterkrankungen vorliegen.
- Es liegt keine Krankheit vor, die möglicherweise die Ursache des Übergewichts ist (z.B. Schilddrüsen-Unterfunktion, Nebennierenrinden-Überfunktion, aber auch psychiatrisch relevante Krankheiten und Störungen).
- Es liegen keine Kontraindikation für die Durchführung eines bariatrischen Eingriffes vor (z.B. Tumorerkrankungen, Abhängigkeit von Drogen und Alkohol, schwere psychische Erkrankungen).
- Alle konservativen Behandlungsmethoden sind „erfolglos" ausgeschöpft. Es wird vom Antragsteller ein mindestens 6 Monate lang durchgeführtes multi-modales Behandlungskonzept zur Lebensstil- / Verhaltensmodifikation gefordert. D.h. Ernährungstherapie, Bewegungstherapie und ggf. Verhaltenstherapie wurden zeitlich parallel unter ärztlicher Aufsicht durchgeführt. Als „erfolglos" gilt, dass der Patient weniger als 10% des Köpergewichts im Rahmen dieser Therapie reduzieren konnte.
- Eine lebenslange Nachsorge und Betreuung ist sichergestellt.

Der Großteil der oben genannten Kriterien lässt sich durch medizinische Befunde objektiv belegen. Ein Streitpunkt ist oftmals die Bewertung der durchgeführten Maßnahmen, welche bei Ablehnung des Antrages von den Gerichten bewertet wird. Daher ist hier auf der Antragstellung ein besonderes Augenmerk zu legen und der Umfang der durchgeführten Maßnahmen entsprechend darzustellen und durch beispielsweise Teilnahmebestätigungen zu belegen. Welche Qualitätskriterien müssen nun aber Maßnahmen der Ernährungs-, Bewegungs- und Verhaltenstherapie erfüllen, damit sie anerkannt werden?

2.2.1 Ernährungstherapie

Eine 6-monatige Ernährungstherapie ist durch einen Ernährungsmediziner und / oder eine anerkannte ernährungstherapeutische Berufsgruppe (z. B. Diätassistenten / Oecotrophologen) bzw. die Betreuung durch eine qualifizierte Einrichtung nachzuweisen. Eine Bescheinigung mit inhaltlich stichwortartiger Beschreibung und Angaben zu Anzahl und Häufigkeit der Sitzungen ist vorzulegen.

!

Merke:
Eigenständige Therapieversuche (diverse Diäten) oder kommerzielle Angebote (vergleichbar Weight Watchers, Formuladiäten) werden als nicht ausreichend angesehen.

2.2.2 Bewegungstherapie

Da Maßnahmen zur Bewegungstherapie i.d.R. in Eigenverantwortung durchgeführt werden, ist der Nachweis besonders schwierig.

Daher sollten diese Maßnahmen hinsichtlich des Umfangs möglichst genau beschrieben werden. Wichtig ist auch, eine evtl. Steigerung der körperlichen Aktivität zu beschreiben. Hilfreich ist auch die Bestätigung von Freunden/Bekannten, sofern diese bei den Aktivitäten dabei gewesen sind.

Merke:
Als ausreichend wird eine sportliche Betätigung von mindestens 2 Stunden pro Woche angesehen. Sofern die Maßnahmen im Sportverein, Fitnessclub oder ähnlichem durchgeführt wurden, sollte man sich dieses vom Veranstalter bestätigen lassen.

Sollte eine sportliche Betätigung aus medizinischen Gründen (z. B. Gelenkerkrankungen, zu geringe kardiovaskuläre Belastbarkeit) nicht möglich sein, sollte der Patient sich dieses von einem Arzt bestätigen lassen und im Antrag darstellen. Übt der Patient einen Beruf aus, der mit körperlicher Anstrengung verbunden ist (z. B. Landwirt, Bauarbeiter, Metzger, etc.), wird die Bewegungstherapie oftmals als erfüllt betrachtet werden.

2.2.3 Verhaltenstherapie

Eine Verhaltenstherapie wird nicht grundsätzlich gefordert, jedoch eine psychiatrisch / psychotherapeutische Begutachtung des Antragsstellers für erforderlich gehalten.

Dies dient dem Ausschluss schwerer psychischer Erkrankungen und/ oder Essstörungen, die als Kontraindikation gelten und vor einer adipositas-chirurgischen Maßnahme im Rahmen einer Verhaltenstherapie behandelt werden sollten.

Merke:
Bei einem BMI größer 60 kg/m² ist nach dem Begutachtungsleitfaden des MDK nur noch zu prüfen, ob Kontraindikationen (insbesondere psychischer Art) bestehen.

2.2.4 Sonstiges

Eine Neuerung besteht bei einem BMI größer/gleich 60 kg/m².
Hier sieht der Begutachtungsleitfaden zur Begutachtung der bariatrischen Chirurgie beim Erwachsenen folgendes vor:

> ***„Bei Vorliegen eines BMI > 60 kg/qm² ist nach der aktuell verfügbaren Literatur eine relevante Gewichtsbeeinflussung auch unter multimodaler Therapie nicht zu erwarten. Es ist in dieser Konstellation nur sicherzustellen, dass keine Kontraindikationen und keine vorrangigen, zu behandelnden Grunderkrankungen vorliegen und dass eine ernährungsmedizinische Betreuung als Vorbereitung auf die postoperative Phase stattgefunden hat." (vgl. Grundlagen der Begutachtung, Begutachtungsleitfaden bariatrische Chirurgie (Adipositas Chirurgie) beim Erwachsenen vom 21.12.2009, http://www.mds-sindbad.de; hier: Seite 26)***

Das BSG hatte auch die Ernsthaftigkeit des Wunsches nach der OP als ein wichtiges Kriterium angeführt. Daher sollte der Patient auch seine Motivation und seinen Willen zur Lebensstiländerung und der Fortführung der erlernten Verhaltensmaßnahmen im Antrag darstellen. Dieser Punkt ist ganz entscheidend für den Erfolg.

Die oben gestellten Voraussetzungen beziehen sich nur auf eine adipositas-chirurgische Maßnahme und nicht auf Wiederherstellungsoperationen.

!

Merke:
Bei dem Antrag auf Kostenübernahme zur adipositas-chirurgischen Maßnahme und zur Widerherstellungsoperation handelt es sich um zwei voneinander getrennt zu betrachtende Verfahren.

2.3 Der Antrag auf Kostenübernahme

Das Antragsschreiben bzw. die beigelegten Unterlagen sind das Kernstück eines Antragsverfahrens. Es ist daher besondere Sorgfalt auf dessen Erstellung zu verwenden.

2.3.1 Der Inhalt des Antrages auf Kostenübernahme einer adipositas-chirurgischen Maßnahme

Nachdem alle Unterlagen zusammen sind, muss der Antrag formuliert werden. Hier ist von einer Darstellung mit wenigen Sätzen genauso abzuraten, wie von Schriftstücken, die auf vielen Seiten auf Rechtsprechung, Studien etc. eingehen.

Sofern der Patient den Antrag selbst schreibt, muss sich aus dem Anschreiben die Ernsthaftigkeit des Wunsches zur Operation ergeben. Insbesondere sollte man hier auch die bisherige Lebenssituation darstellen. Darin beinhaltet sind selbstverständlich auch möglicherweise emotional belastende Themen wie die Partnerschaft und die Möglichkeit der Körperhygiene.

Zudem müssen sämtliche Atteste und Teilnahmebestätigungen, die die Erfüllung der o.g. Kriterien für einen Kostenübernahmeantrag belegen, benannt und natürlich beigelegt werden. Gleiches gilt für weitere Unterlagen und möglicherweise bereits eingeholte medizinische Gutachten.

! **Merke:**
Unumstößlich ist auch die Vorlage von Lichtbildern, da die fotographische Darstellung des menschlichen Körpers im übergewichtigen Zustand ein deutlicheres Bild von der Notwendigkeit einer Operation vermittelt, als die bloße Benennung des BMI oder eine abstrakte Angabe des Übergewichtes in Kilogramm.

Zusammengefasst muss also der Antrag mindestens folgende Unterlagen vorweisen:

- Patientenanfrage (wenn der Patient selbst den Antrag stellt)
- Arztanfrage des antragstellenden Arztes (sofern der Arzt den Antrag für den Patienten stellt)
- Psychiatrische / psychotherapeutische Stellungnahme
- Ärztliche Atteste / Gutachten eines Chirurgen, Internisten, Hausarztes, Psychiaters, welche den Ausschluss von Kontraindikationen einer adipositaschirurgischen Maßnahme dokumentieren
- Bescheinigung und Darstellung des durchgeführten multimodalen Behandlungskonzeptes zur Lebensstil- / Verhaltensmodifikation
    - Belege für Ernährungstherapie (Atteste, Ernährungsbuch, Bescheinigungen von durchgeführten Maßnahmen, Ernährungsberatung etc.),
    - Belege für körperliche Aktivitäten (Schreiben Fitnessstudio, Bescheinigung von Freunden, mit welchen man aktiv war etc.),
- Bescheinigung über eine durchgeführte Psychotherapie (sofern durchgeführt)
- Gewichtslebenslauf
- Lichtbilder in Unterwäsche
- Bescheinigung über die Teilnahme an einer Selbsthilfegruppe über 1 Jahr,
- Darstellung der geplanten Maßnahmen nach der Operation

Zu achten ist insbesondere auf die korrekte Form des Antrages. Idealerweise sollte das Schreiben maschinengeschrieben sein und den allgemeinen Anforderungen an ein förmliches Schreiben entsprechen (Betreff, Datum, Anrede, Grußformel, etc.).

Es empfiehlt sich zudem, von sämtlichen vorgelegten Unterlagen Kopien anzufertigen und diese zu verwahren. Dass die vollständige Adresse, die persönlichen Daten sowie die Versicherungsnummer Gegenstand des Antrages sein müssen, versteht sich von selbst.

2.3.2 Die Dokumentation der bisherigen Therapiemaßnahmen

Wichtig ist im Rahmen der Antragstellung auch, dass sämtliche Maßnahmen, die in der Vergangenheit zur Gewichtsreduktion durchgeführt wurden, dokumentiert sind.

Hierzu gehört in erster Linie ein ausführliches Ernährungstagebuch. Auch müssen sämtliche Berichte von Ärzten sorgfältig aufbewahrt werden. Zu den wichtigen Dokumenten zählen auch Bescheinigungen, dass beispielsweise an einem Diätprogramm teilgenommen wurde oder aber auch die Selbsthilfegruppe einer bestimmten Einrichtung regelmäßig besucht wurde.

> **!** **Merke:**
> **Schließlich empfiehlt es sich, auch noch den Verlauf von Diäten fotographisch festzuhalten. Denn daraus ergibt sich ein sehr anschaulicher Beleg etwaiger Erfolge oder Misserfolge.**

Sofern mit Dritten Maßnahmen durchgeführt werden (z. B. Walkinggruppe, Schwimmabende, etc.), so sollte man sich wechselseitig die Teilnahme an einer entsprechenden Gruppe schriftlich bestätigen.

3 Die Wiederherstellungsoperation

Die behandlungspflichtige Adipositas ist, wie dargestellt, eine Krankheit im Sinne des § 27 SGB V und somit eigentlich vom Leistungsanspruch der gesetzlichen Krankenversicherung umfasst.

Man möchte annehmen, dass darin auch ein Fingerzeig auf die Bewilligung der Wiederherstellungsoperation zu sehen ist, denn diese schließt sich ja oftmals als logische Konsequenz der erfolgreichen Gewichtsreduktion an. Dem ist aber nicht so.

! **Merke:**
Die Wiederherstellungsoperation ist ein völlig neues Antragsverfahren. Sie setzt auch wiederum eine medizinische Indikation voraus, die im Einzelfall geprüft werden muss.

3.1. Der Anspruch auf Kostenübernahme der Wiederherstellungsoperation

Auch bei dem Antrag auf Kostenübernahme einer Wiederherstellungsoperation muss zunächst geprüft werden, ob eine Krankheit im Sinne des Krankenversicherungsrechts bzw. eine medizinische Notwendigkeit vorliegt.

Darunter versteht man einen behandlungsbedürftigen regelwidrigen Körper- oder Geisteszustand. Bei der Feststellung dieses Körperzustandes im Sinne des Krankheitsbegriffes der GKV ist vom Leitbild des gesunden Menschen auszugehen, der zur Ausübung normaler körperlicher oder psychischer Funktionen in der Lage ist. Ein Abweichen von dieser Norm, wenn es erheblich ist, begründet dann die Annahme einer Krankheit. Geringfügige Störungen hingegen reichen nicht aus (LSG Rheinland-Pfalz, Urteil vom 19.01.2006, AZ.: L 5 KR 65/05).

Wenn aber keine Körperfunktion, sondern nur das Aussehen des Menschen beeinträchtigt wird, muss eine entstellende Wirkung vorliegen, um als Krankheit eine Leistungspflicht der GKV auslösen zu können. (LSG München, Urteil vom 19.01.2006, Az.: L 4 KR 235/05)

Ein körperlicher Zustand ohne entstellende Wirkung und ohne wesentliche Funktionseinschränkung ist auch dann nicht als Krankheit zu werten, wenn er eine psychische Belastung darstellt (BSG, Urteil vom 13.10.2004, Az.: B 1 KR 9/04 R).

Für die Beurteilung der entstellenden Wirkung ist zudem das Erscheinungsbild in angezogenem Zustand maßgeblich. Wenn also der entstellende Eindruck „nur" im entkleideten Zustand entsteht, scheidet eine Kostenübernahme dann aus, wenn keine zusätzlichen Krankheiten vorliegen (LSG Baden Württemberg, Urteil vom 28.07.2004, Az.: L 11 KR 896/04).

!

Merke:
Man kann nicht aufgrund der ursprünglichen Kostenübernahme argumentieren, dass damit eine Kostenübernahme der Wiederherstellungsoperation automatisch beinhaltet ist.

Maßgeblich ist auch hier wiederum der Einzelfall. Es müssen also insbesondere dermatologische Hautveränderungen von pathologischem Wert vorliegen.

Im Rahmen dieses Verfahrens wird ein neues MDK-Gutachten zur Notwendigkeit der Operation eingeholt. Es kann daher in der Praxis dazu kommen, dass beispielsweise nur eine teilweise Wiederherstellungsoperation (wie etwa der Oberschenkel) genehmigt wird und Maßnahmen am Bauch oder im Oberkörperbereich nicht als notwendig angesehen werden.

3.1.1 Die Bauchdeckenstraffung

Gerade die Bauchdeckenstraffung war bereits Gegenstand zahlreicher gerichtlicher Entscheidungen, die die vorgenannten Grundsätze nochmals bestätigen.

So hat das LSG Sachsen-Anhalt entschieden, dass die Krankenkassen die Kosten einer Hautstraffungsoperation nach extremer Gewichtsabnahme grundsätzlich nicht zu übernehmen haben. Dies sei nur dann anders zu beurteilen, wenn ein Krankheitswert vorliege. Dieser Krankheitswert kommt bei der Hautmantelerschlaffung allenfalls dann in Betracht, wenn dauerhaft therapieresistente Hautreizungserscheinungen wie Pilzbefall, Sekretionen oder entzündliche Veränderungen vorliegen, die dann durch ein ärztliches Attest und gegebenenfalls durch ein Gutachten bestätigt werden müssen (LSG Sachsen-Anhalt, Urteil vom 16.11.2006, Az. L 4 KR 60/06).

Dabei konkretisiert das LSG Sachsen-Anhalt noch, was man unter einer Entstellung mit Krankheitswert versteht. Hiernach muss es sich um eine Erscheinung handeln, die sich bereits schon bei einer flüchtigen Begegnung in einer alltäglichen Situation, quasi im Vorbeigehen „bemerkbar macht". Dies wird von der Rechtsprechung beispielsweise dann angenommen, wenn eine Frau kein natürliches Kopfhaar hat (BSG Urteil vom 23.07.2002, Az. B 3 KR 66/01 R).

Dass gerade psychische Leiden aufgrund der Hautfalten und des Erscheinungszustandes nicht mittels einer Operation behoben werden können bzw. zu Lasten der GKV nur als ultima ratio (also als letzte Möglichkeit, wenn die üblichen Behandlungsmöglichkeiten erschöpft sind) abrechenbar sind, hat das LSG Baden Württemberg entschieden. Psychische Störungen sind in der Regel daher mit den Mitteln der Psychiatrie und Psychotherapie zu behandeln. Dies deshalb, weil der gesetzlich versicherte Patient nur Anspruch darauf hat, die unmittelbar an der eigentlichen Erkrankung ansetzenden Behandlungen zu erhalten (LSG Baden-Württemberg, Urteil vom 28.07.2004, Az. L 11 KR 896/04). Auch das LSG Sachsen vertritt diese Auffassung, wonach gesetzliche Krankenversicherungen zur Kostenübernahme für Operationen am gesunden Körper zur Behebung psychischer Störungen nicht verpflichtet sind (LSG Sachsen, Urteil vom 22.03.2006, Az. L 1 KR 15/05).

!

Merke:
Bei der Antragstellung ist daher zwingend darauf zu achten, dass belegt werden kann, dass die Indikation zur Operation nicht allein aufgrund psychischer Probleme gestellt wird.

Das Augenmerk muss daher insbesondere im dermatologischen Bereich liegen. So hat beispielsweise das LSG Bayern einen Antrag auf Kostenübernahme zur Beseitigung einer Fettschürze deshalb abgelehnt, weil keine Rötungen bzw. Entzündungszeichen an der betroffenen Stelle vorlagen. Denn, so das LSG Bayern, eine medizinische Indikation zur Minderung oder Beseitigung des Gewebeüberschusses besteht nur bei objektivierbaren erheblichen Beschwerden oder durch das Gewicht der Fettschürze bzw. bei hartnäckigen intertriginösen Hautbeschwerden, die über mindestens drei verschiedene Jahreszeiten hinweg dermatologisch vergeblich therapiert worden sind (vgl. LSG Bayern, Urteil vom 24.02.2005, Az.: L 4 KR 7/03).

3.1.2 Die Brustverkleinerung

Bei Brustverkleinerungsoperationen ist es notwendig, dass damit einhergehende Beschwerden überhaupt gebessert werden können.

Dass die Beschwerden nicht nur im psychischen Bereich liegen dürfen, wurde bereits mehrfach ausgeführt (vgl. LSG Berlin-Brandenburg, Urteil vom 11.06.2008, Az.: L 9 KR 589/07).

3.1.3 Die Fettabsaugung

Die Fettabsaugung als solche wird bereits deshalb nicht vom Leistungsanspruch der gesetzlichen Krankenversicherung umfasst, weil sie nach Auffassung der Rechtsprechung kein taugliches Mittel zur Beseitigung der krankheitsbedingten Adipositas ist.

So hat das LSG Berlin festgestellt, dass eine Fettschürzenreduktion bzw. Fettabsaugung als solche keine unmittelbare Behandlung einer Adipositas darstellt, da die Adipositas selbst weder durch die Absaugung von Fettgewebe, noch durch die Fettschürzenreduktion beseitigt wird. Dies darf natürlich nicht fehlinterpretiert werden, wenn die Fettschürzenreduktion aufgrund anderer Indikationen (also nicht wegen der Adipositas) indiziert ist. Wenn es beispielsweise zu Hautrötungen, Infektionen und Pilzbildung kommt, so wäre ein Anspruch gegeben (vgl. LSG Berlin, Urteil vom 15.09.2004, Az.: L 9 KR 56/03).

3.1.4 Sonstige Wiederherstellungsoperationen

Auch wenn die vorbenannten Beispiele insbesondere im Rahmen der Bauchdeckenstraffung oder auch des Bodylifts ergangen sind, können die hier gezeigten Grundsätze auch für Teilbereiche der Wiederherstellungschirurgie (beispielsweise Oberschenkelstraffung, Oberarmstraffung oder Brustverkleinerung) herangezogen werden.

Merke:
Es ist also immer unumwunden notwendig, dass ein Krankheitswert vorliegt, der nicht allein auf psychischen Leiden fußt. Das körperliche Erscheinungsbild ist nur dann ausschlaggebend im Sinne einer behandlungsbedürftigen Krankheit, wenn das Erscheinungsbild erschreckend oder abstoßend wirkt (so auch LSG Sachen, Urteil vom 22.03.2006, Az.: L 1 KR 15/05).

3.2 Der Antrag zur Kostenübernahme einer Wiederherstellungsoperation

Auch beim Antragsverfahren für eine Wiederherstellungsoperation ist die Vorlage von Lichtbildern unumstößlich, da die fotographische Darstellung des menschlichen Körpers schlicht ein nachdrücklicheres Bild von der Notwendigkeit der Operation vermittelt. Insbesondere Hautrötungen, Ausschläge etc. können durch ein Attest bzw. Gutachten nie so transportiert werden, wie durch ein Lichtbild.

Zur Darstellung und der Form des Antrages kann auf die vorbenannten Ausführungen verwiesen werden. Lediglich bei den Unterlagen unterscheiden sich die Schreiben.

So muss der Antrag auf Wiederherstellungsoperation mindestens folgende Unterlagen vorweisen:

- Ärztliche Atteste eines plastischen Chirurgen, Hautarztes, ggf. Psychiaters, welche sämtlich die Maßnahme als medizinisch indiziert erachten,
- Lichtbilder in Unterwäsche.

Praxistipp: Natürlich muss man dem Antrag auch eine persönliche Note geben. So müssen auch hier der Alltag und die aus dem Hautüberschuss sich ergebenden Probleme angesprochen werden.

4 Der Verfahrensablauf

Die „juristische" Seite der Kostenübernahme beginnt regelmäßig mit einem schriftlichen Antrag, welcher gegenüber der gesetzlichen Krankenversicherung gestellt werden muss.

Praxistipp: Auch nachdem der Antrag gestellt wurde, sollte man unbedingt die konservative Therapie fortsetzten. Denn während des Verfahrens verstreicht sonst wertvolle Zeit, die gut genutzt werden muss. Insbesondere zeigt die Fortsetzung der Maßnahmen auch die Ernsthaftigkeit des Versuches.

Die Krankenkasse schaltet dann regelmäßig den medizinischen Dienst der Krankenversicherungen (MDK) ein, der die sozialmedizinische Begutachtung vornimmt. Nach Prüfung aller Unterlagen spricht der MDK eine Empfehlung an die Krankenkasse aus. Die Entscheidung über eine Kostenübernahme trifft dann die Krankenkasse, nicht der MDK. In der Regel vergehen mehrere Wochen, bis ein Bescheid ergeht.

Eine Ausnahme stellen die Verträge zur integrierten Versorgung dar. Hier haben i.d.R der behandelnde Ernährungsmediziner oder das Adipositaszentrum mit den Krankenkassen abweichende Vereinbarungen getroffen und können daher z.T. auf einen Antrag verzichten.

4.1 Der Widerspruch gegen den Ablehnungsbescheid der Krankenkasse

Sofern darin eine Bewilligung der Kostenübernahme zu verzeichnen ist, kann die geplante Operation durchgeführt werden. Wenn das Antragsverfahren nicht erfolgreich war, müsste man gegen den Bescheid Widerspruch erheben.

Hier ist zwingend auf die Widerspruchsfrist (ein Monat ab Zustellung) zu achten. Eine entsprechende Belehrung findet sich regelmäßig am Ende des Bescheides, so dass hierauf geachtet werden muss.

Diese lautet beispielsweise wie folgt:

> ***„Gegen diesen Bescheid kann innerhalb eines Monats nach Bekanntgabe Widerspruch erhoben werden. Der Widerspruch ist bei . . . (Anschrift der Versicherung, die den Bescheid erlassen hat) schriftlich oder zur Niederschrift einzulegen."***

!

Merke:
Nach Ablauf der Frist ist ein Widerspruch nicht mehr möglich und der Bescheid wird bestandskräftig.

Wichtig im Zusammenhang mit dem Widerspruch ist, dass nur der Widerspruch als solcher innerhalb der Frist erhoben und bei der Krankenkasse eingehen muss. Die Widerspruchsbegründung hingegen kann später in einem gesonderten Schriftstück an die Krankenkasse übersandt werden. Regelmäßig wird im Rahmen des Widerspruches der Vorgang nochmals dem MDK vorgelegt. Sofern neue Tatsachen vorgetragen werden oder die Ausgangsentscheidung aus anderen Gründen unzutreffend war, kann dies dazu führen, dass dem Widerspruch abgeholfen wird. Über den Antrag entscheidet jetzt nicht mehr die Fachabteilung der Krankenkasse, sondern der Widerspruchsausschuss der Krankenkasse, dem auch Vertreter der Versichertengemeinschaft angehören.

In jedem Fall ergeht dann ein Widerspruchsbescheid, der entweder die Notwendigkeit der Operation verneint oder aber dem Widerspruch abhilft und den Antrag bewilligt.

4.2 Die Klage gegen den negativen Widerspruchsbescheid

Sollte keine Bewilligung erfolgen, so hat man wiederum eine Frist von einem Monat zu beachten, um gegen den Widerspruchsbescheid Klage zum zuständigen Sozialgericht (SG) zu erheben.

Auch hier findet sich eine entsprechende Belehrung am Ende des Widerpruchsbescheides. Diese hat regelmäßig folgenden Inhalt:

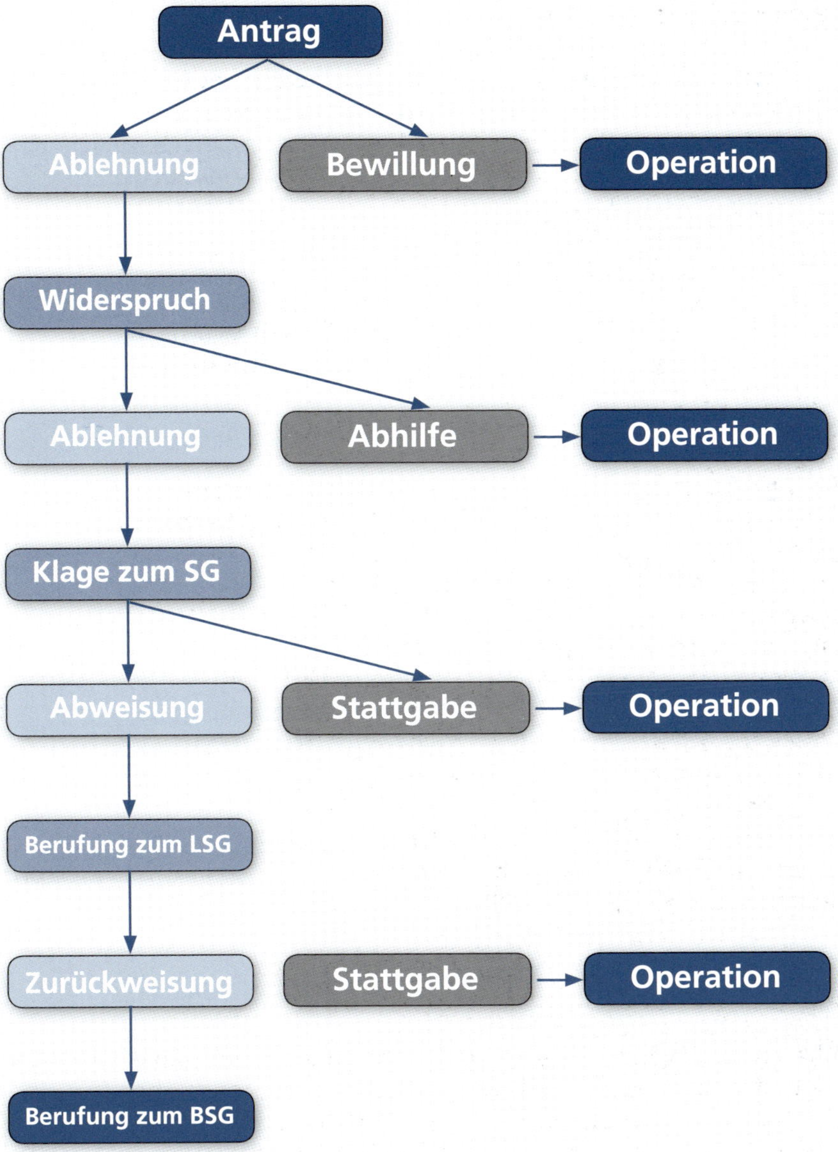

Abbildung 1: Verfahrensablauf

> ***„Dieser Bescheid wird bindend, wenn Sie nicht innerhalb eines Monats nach der Zustellung Klage erheben. Die Klage ist beim Sozialgericht .... einzulegen, und zwar schriftlich oder zur Niederschrift des Urkundsbeamten der Geschäftsstelle. Die Klageschrift soll die Beteiligten und den Streitgegenstand bezeichnen und einen bestimmten Antrag enthalten. Sie soll auch den angefochtenen Bescheid und den Widerspruchsbescheid bezeichnen und die zur Begründung dienenden Tatsachen und Beweismittel angeben und von Ihnen oder einer zu Ihrer Vertretung befugten Person mit Orts- und Tagesangabe unterzeichnet sein."***

Wichtig ist, dass vor den SG der sog. Amtsermittlungsgrundsatz gilt. Das bedeutet, dass das Gericht eigentlich von sich aus den Sachverhalt aufklären muss. Zumindest theoretisch würde daher ein Schreiben ausreichen, wonach man schlicht Klage erhebt. Die Erfahrung zeigt aber, dass ohne einen bestimmten Antrag und insbesondere einer ausreichenden Begründung eine Klage nicht die notwendige Substanz hat, um vor Gericht zu bestehen.

Sollte das Klageverfahren, welches regelmäßig mindestens zwei bis drei Jahre in Anspruch nimmt, nicht erfolgreich sein, verbliebe noch die Berufung zum zuständigen LSG und als letztes Mittel dann die Revision zum BSG.

> **!**
> **Merke:**
> **Die gesamte Verfahrensdauer kann daher durch alle Instanzen sehr leicht mehr als sechs Jahre betragen.**

Dies macht deutlich, dass ein so langes Zuwarten dem Patienten weder zugemutet werden kann, noch aus juristischer und vermutlich auch medizinischer Sicht anzuraten ist.

Insofern sollte man im Rahmen des Widerspruchsverfahrens kritisch prüfen, ob der Antrag tatsächlich alle notwendigen Punkte aufweist, die für einen Erfolg notwendig sind. Sollte dies nicht der Fall sein, so empfiehlt es sich parallel zum Widerspruchsverfahren nachzubessern und geeignete Maßnahmen noch durchzuführen, an welchen es möglicherweise im Ausgangsantrag gefehlt hat. Sofern man die Nachbesserung abgeschlossen hat, kann man dann schlicht einen neuen Antrag stellen.

Merke:
Auch bei einem bestandskräftigen Bescheid, der die Kostenübernahme für die geplante Operation ablehnt, kann man einen neuen Antrag stellen.

Schließlich gilt es auch daran zu denken, dass man unmittelbaren Kontakt mit seiner Krankenversicherung aufnimmt, um das Problem persönlich zu besprechen. Hier lassen sich dann möglicherweise bestehende Missverständnisse ausräumen oder auch gezielt in Erfahrung bringen, was noch gewünscht wird.

Praxistipp: Spätestens bei einem nicht erfolgreichen Widerspruch sollte der persönliche Kontakt zur Krankenversicherung gesucht werden, um gezielt möglicherweise nur vereinzelt fehlende Voraussetzungen zu besprechen und die konkret noch gewünschten Anforderungen zu klären.

4.3 Der Einstweilige Rechtsschutz

Aufgrund der langen Verfahrensdauer drängt sich die Frage auf, ob man nicht im Wege des einstweiligen Rechtsschutzes (Eilverfahren) ein schnelleres Ergebnis erzielen kann. In der Theorie gibt es diese Möglichkeit auch im Sozialrecht.

Ein Eilverfahren im Rahmen des einstweiligen Rechtsschutzes wird aber grundsätzlich nicht von Erfolg gekrönt sein.

> **!**
> **Merke:**
> **Ein Eilverfahren setzt immer eine erhebliche Dringlichkeit voraus, so dass unmittelbar ein erheblicher Schaden für den Antragsteller (Patienten) drohen muss, der zu irreversiblen Nachteilen führt. Hieran wird es regelmäßig fehlen.**

Allenfalls eine durch ärztliches Attest belegte letale Bedrohung könnte ein solches Eilverfahren rechtfertigen (LSG Nordrhein-Westfalen: Urteil vom 19.04.2007, Az.: L 16 B 14/07 KR).

4.4 Die Leistungszusage

Sofern es zu einer Bewilligung einer Operation kommt, kann dann der Patient diese Leistung in Anspruch nehmen.

Beachten muss man dabei aber, dass die einmalig erteilte Zusage zu einer Behandlung natürlich nicht unbegrenzt gilt.

Beispiel: Wenn also in einem Bewilligungsbescheid die Kosten für eine Bauchdeckenstraffung übernommen werden, so heißt dies nicht automatisch, dass dann die Bauchdeckenkorrektur in weiteren Folgeeingriffen ebenfalls von der Kostenzusage gedeckt ist. Wenn also bei einem Eingriff, der als genehmigte Bauchdeckenkorrektur durchgeführt wird, nur eine Fettschürze entfernt wird und sich danach herausstellt, dass eine weitere Bauchdeckenkorrektur im Unter- und Oberbereich notwendig ist, so kann dies problematisch werden, weil der Anspruch des Patienten nur als sogenanntes Rahmenrecht besteht. Die Durchführung der bewilligten Maßnahme obliegt dann der Entscheidung des durchführenden Arztes. Wenn dieser zunächst die Auffassung hat, dass für die Bauchdeckenkorrektur die Entfernung einer Fettschürze ausreicht, so ist dann dieses Rahmenrecht nach Auffassung der Rechtsprechung verbraucht (so LSG Rheinland-Pfalz, Urteil vom 19.01.2006, Az.: L 5 KR 65/05).

5 Die Operation als Selbstzahler

Sofern es zur Ablehnung des Antrages auf Kostenübernahme kommt, stellt sich die Frage, ob man die Operation nicht als Selbstzahler durchführt, sofern die finanziellen Mittel vorhanden sind.

Nachfolgend werden die Rahmenbedingungen hierfür am Beispiel adipositas-chirurgischer Eingriffe dargestellt. Sie gelten prinzipiell, sofern nicht anders dargestellt, auch für plastisch-chirurgische Eingriffe.

5.1 Was kostet die Operation als Selbstzahler?

Die Frage nach den Kosten einer adipositas-chirurgischen Operation als Selbstzahler richtet sich grundsätzlich nach zwei Kriterien:

1. Ist das Krankenhaus ein öffentlich gefördertes Krankenhaus und im Krankenhausplan des Bundeslandes geführt oder handelt es sich um eine reine Privatklinik?

2. Tritt der Patient als ganz normaler Patient oder als sogenannter Privatpatient auf, der besondere Leistungen in Anspruch nimmt?

Der Vergütungsanspruch für eine adipositas-chirurgische Operation in einem öffentlich geförderten Krankenhaus richtet sich nach Krankenhausentgeltgesetz und der Fallpauschalenverordnung des jeweiligen Jahres. Hierbei ist es unerheblich, ob die Operation von einer gesetzlichen Krankenkasse, einer privaten Krankenversicherung oder dem Patienten selbst (Selbstzahler) bezahlt wird. Der Patient zahlt den Preis für die nach festgelegten Regeln ermittelte Fallpauschale sowie den vom Bundesland genehmigten Zuschlägen. Die gängigen adipositas-chirurgischen Operationen sind im Regelfall in die Fallpauschale K04A Große Eingriffe bei Adipositas zugeordnet. Die Operationen sind für alle Bundesländer einheitlich mit einem sogenannten Kostengewicht bewertet. Dieses wird dann mit einem Basispreis (Basisfallwert) multipliziert, welcher aber von Bundesland zu Bundesland differiert. Daher kosten alle Krankenhausleistungen in jedem Krankenhaus eines Bundesland gleich viel, unterscheiden sich aber von Bundesland zu Bundesland.

Unterschiedliche Preise nach dem Status des Patienten (GKV, PKV-Patient oder Selbstzahler) sind in den öffentlich geförderten Krankenhäusern nicht erlaubt.

Möchte sich der Patient aber als sogenannter Privatpatient behandeln lassen, kann er dies mit dem Krankenhaus bzw. mit den Chefärzten vereinbaren. Dann rechnet das Krankenhaus nicht nur die Fallpauschale ab, sondern auch die vereinbarten Zusatzleistungen (z.B. Ein-Bettzimmerzuschlag). Hat der Patient eine sog. Chefarztbehandlung vereinbart, dann rechnen die leitenden Ärzte für die von ihnen persönlich erbrachten Leistungen diese zusätzlich nach der Gebührenordnung für Ärzte (GOÄ) ab. Ein Selbstzahlerpatient kann aber nicht dazu genötigt werden, diese Zusatzvereinbarung einzugehen. Gleiches gilt natürlich auch für einen Patienten, dessen gesetzliche Krankenkasse den adipositas-chirurgischen Eingriff übernimmt.

Der Wunsch des Patienten, als Selbstzahler eine Privatbehandlung in Anspruch zu nehmen, ist vor Beginn der Behandlung schriftlich gegenüber dem Arzt zu erklären. Dabei bietet sich das Muster nach § 18 Abs. 8 BMV-Ä/ § 21 Abs. 8 EKV an (vgl. Anhang).

Der Fallpauschalenkatalog unterscheidet im Bereich der Adipositaschirurgie zwischen komplexen und nicht komplexen Eingriffen. Die Magenbypassoperation und die Herstellung eines Schlauchmagens zählen zu den komplexen Eingriffen (DRG K04A), während die Implantation eines Magenbandes zu den nicht komplexen Eingriffen (DRG (K04B) zählt.

Nach dem Bundesdeutschen Durchschnittsbasisfallwert (€ 2.963,82) kostet im Jahr 2011 im Normalfall die Magenbypassoperation und die Herstellung eines Schlauchmagens € 7.759,28 € und die Implantation eines Magenbandes € 5.767,59. Hier kommen noch mögliche Zuschläge hinzu. Maßgeblich ist aber immer das Entgelt nach dem jeweiligen Landesbasisfallwert. Daher ist es zwingend erforderlich, sich bei dem jeweiligen Krankenhaus vorab zu erkundigen.

! **Merke:**
Pauschalangebote im Internet verstoßen gegen Wettbewerbsrecht und das ärztliche Berufsrecht.

Zulässig ist es hingegen dem Patienten einen Gesamtpreis zu nennen. Die Rechnungslegung muss dann aber anhand der vorgenannten Grundsätze erfolgen.

Eine Privatklinik hingegen ist nicht an die oben dargestellten Regeln gebunden und kann frei einen Preis mit dem Patienten vereinbaren. Schließt nicht die Privatklinik, sondern der behandelnde Arzt den Behandlungsvertrag mit dem Patienten, ist kein Pauschalhonorar zulässig. Er ist bei der Berechnung seines Vergütungsanspruchs an die Gebührenordnung für Ärzte (GOÄ) gebunden. Dies gilt unabhängig davon, ob der Eingriff medizinisch indiziert ist oder nicht. Dies hat der Bundesgerichtshof (BGH) beispielsweise für plastische Operationen so entschieden (BGH, Urteil vom 23.03.2006, Az.: III ZR 223/05).

5.2 Was passiert wenn Komplikationen auftreten?

Ob der Selbstzahler im Falle von Komplikationen mit höheren Behandlungskosten rechnen muss, richtet sich danach, ob es sich um eine sogenannte Akutkomplikation oder eine sogenannte Spätkomplikation handelt.

5.2.1 Die Akutkomplikationen

Die Finanzierung der Krankenhäuser über die o.g. Fallpauschalen orientiert sich i.d.R. an der Hauptdiagnose (z.B. Adipositas) und den durchgeführten Leistungen (z.B. Magenbypassoperation).

Für jede Fallpauschale ist eine untere und obere Grenze des Krankenhausaufenthaltes definiert. Die obere Verweildauergrenze liegt 2011 z.B. bei der Magenbypassoperation im Durchschnitt bei 13 Tagen. Tritt die Komplikation während des Krankenhausaufenthaltes auf, bei dem die Operation durchgeführt wird oder nach Entlassung (z.B. nach 6 Tagen), aber vor Erreichen der oberen Grenzverweildauergrenze (z.B. am 12. Tag nach Aufnahme zur OP), dann handelt es sich um eine Akutkomplikation, die bei der Berechnung des vom Selbstzahler an das Krankenhaus zu berechneten Entgeltes zu berücksichtigen ist. Im Fall einer Wiederaufnahme spricht der Gesetzgeber von einer Fallzusammenführung. Das bedeutet, dass der zweite Krankenhausaufenthalt zur Behandlung der Akutkomplikation mit dem ersten Krankenhausaufenthalt, für den der Patient einen Behandlungsvertrag als Selbstzahler abgeschlossen hat, zu einem Fall zusammengeführt wird. Damit muss der Selbstzahler auch für diesen zweiten Krankenhausaufenthalt bezahlen.

In diesem Fall ist der damit verbundene zusätzliche Behandlungsaufwand entscheidend dafür, ob sich in der Zuordnung zu der Fallpauschale etwas ändert. Die Behandlung kleinerer Komplikationen hat meistens keinen Einfluss. Sollte sich der notwendige Krankenhausaufenthalt über die obere Grenze hinaus verlängern, kommt zur Grundvergütung noch ein sogenannter Langliegerzuschlag, der pro Tag berechnet wird. In unserem Beispiel einer Magenbypassoperation erhebt das Krankenhaus ab dem 14. Tag einen Zuschlag von € 278,60 (nach Bundesbasisfallwert) für jeden weiteren Behandlungstag.

Sollte die Behandlung der Akutkomplikation einen deutlich erhöhten Aufwand bedeuten, weil z.B. eine zusätzliche Operation durchgeführt wird oder der Patient sogar längere Zeit beatmet werden muss, dann wird der Behandlungsfall einer anderen, evtl. deutlich teureren Fallpauschale zugeordnet. In so einem seltenen, aber immer möglichen Fall können die vom Selbstzahler zu zahlenden Behandlungskosten auf über €100.000 anwachsen.

!

Merke:
Die Höhe der vom Selbstzahler zu zahlenden Behandlungskosten hat nicht den Charakter eines Festpreises. Akutkomplikationen können zu einer deutlichen Erhöhung oder gar Vervielfachung der Behandlungskosten führen.

Wird die Operation in einer Privatklinik durchgeführt und vereinbart diese mit dem Patienten einen Festpreis, sollte im Behandlungsvertrag geregelt sein, ob und in welcher Höhe zusätzliche Kosten für die Behandlung von Akutkomplikationen anfallen. Wurde der Behandlungsvertrag nicht mit der Klinik, sondern mit dem behandelnden Arzt geschlossen, so dass die Honorarberechnung auf Grundlage der Gebührenordnung für Ärzte (GOÄ) erfolgt, wird auch die Behandlung aller Komplikationen nach der GOÄ berechnet.

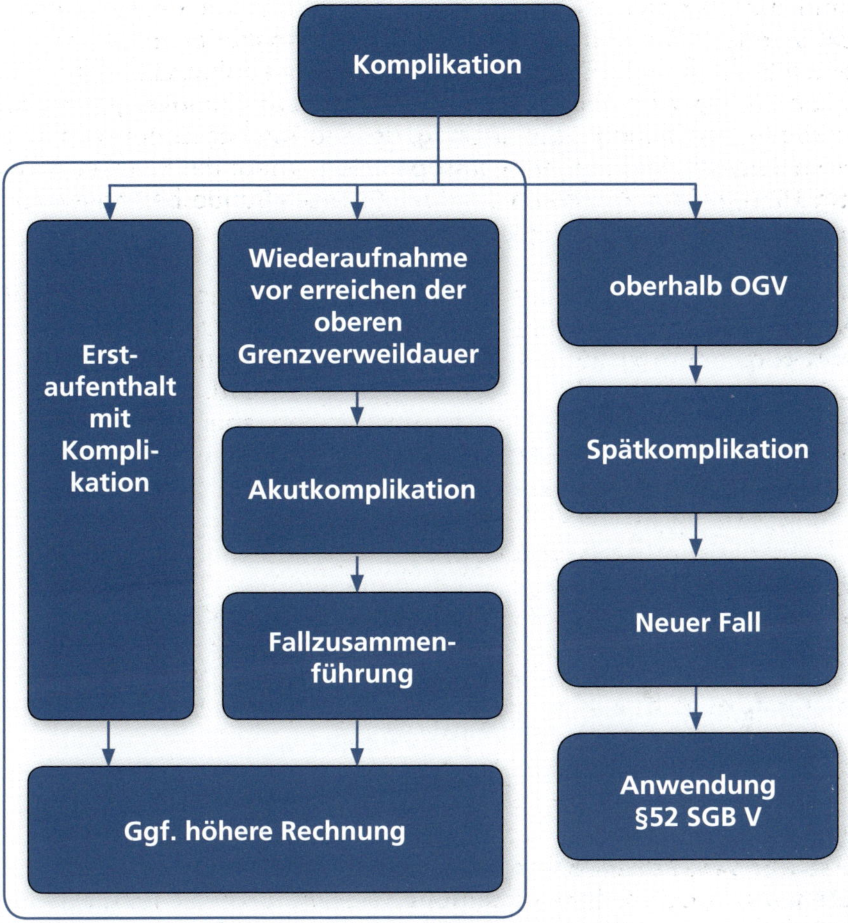

Abbildung 2: Abgrenzung von Akut- und Spätkomplikation

5.2.2 Die Spätkomplikationen

Tritt eine Komplikation nach Entlassung und oberhalb der oberen Verweildauergrenze auf (z.B. am 20. Tag nach Aufnahme zur OP oder nach 2 Jahren), handelt es sich um eine Spätkomplikation.

Zu den Spätkomplikationen nach einem adipositas-chirurgischen Eingriff zählt eine spätere Revision, weil beispielsweise das Magenband verrutscht, einwächst oder entfernt werden muss. Bei dem Thema Spätkomplikationen sind jedoch Unterschiede zwischen adipositas-chirurgischen und plastisch-chirurgischen Eingriffen zu beachten.

Der Gesetzgeber sieht gem. des § 52 SGB V vor, dass die Gesetzliche Krankenkassen den Versicherten an den Kosten von Komplikationen von „medizinisch nicht indizierten Maßnahmen wie zum Beispiel eine ästhetische Operation, eine Tätowierung oder ein Piercing" in angemessener Höhe beteiligen und die Zahlung von Krankengeld versagen soll. Die Spitzenverbände der GKV haben bereits im Jahr 2007 in einem internen Schreiben an die Gesetzlichen Krankenkassen darauf hingewiesen, dass der Begriff der „medizinisch nicht indizierten Maßnahme" unter Berücksichtigung der unmittelbar in §52 SGB V genannten Beispiele auszulegen sei.

Demnach kann die Gesetzliche Krankenkasse den Patienten an den Kosten von Spätkomplikationen nach einem plastisch-chirurgischen - Eingriff beteiligen, nicht aber an den Behandlungskosten für eine Spätkomplikation nach einem adipositas-chirurgischen Eingriff. Der Auffassung einer GKV, wonach bereits die adipositas – chirurgische Maßnahme eine Schönheitsoperation ist (weil dadurch ja mittelbar das Erscheinungsbild verändert wird) hat das SG Augsburg jüngst eine klare Absage erteil (vgl. SG Augsburg, Urteil vom 15.12.2010, Az.: S 12 KR 231/10).

5.2.3 Sonstige Risiken des Selbstzahlers

Zu beachten ist auch, dass im Falle einer Vorleistung durch den Versicherten bis zur Klärung der Kostenübernahme durch die GKV eine möglicherweise nötige Nachbesserung des Antrages nicht mehr möglich ist.

Sofern es also an beispielsweise vorgelegten Attesten oder an der Durchführung einer konservativen Maßnahme bislang gefehlt hat, kann man hier nicht mehr tätig werden.

5.3 Die Kombination von Leistungen

Im Rahmen der plastisch-chirurgischen Wiederherstellungsoperation besteht die Möglichkeit, dass man Maßnahmen, die von der GKV gedeckt sind mit Maßnahmen, die der Patient als Selbstzahler leisten muss, verbindet.

Hier ist dann aber eine strikte Trennung der Leistungen und der Abrechnungen notwendig, um sich nicht dem Vorwurf des Abrechnungsbetruges ausgesetzt zu sehen.

Sollte die GKV die Kostenübernahme verweigern und der Patient als Selbstzahler auftreten, so ist nach wie vor kein Pauschalhonorar zulässig. Denn in diesem Fall ist der Arzt, wie generell, an die GOÄ gebunden. Dies gilt unabhängig davon, ob der Eingriff medizinisch indiziert ist oder nicht (BGH, Urteil vom 23.03.2006, Az.: III ZR 223/05).

Hinzu kommt, dass Selbstzahlern unabhängig eines Privathonorars die DRG´s in Rechnung zu stellen sind, die der Krankenkasse in Rechnung gestellt werden würden. Diese beinhalten im Falle eines bariatrischen Eingriffs entweder die pauschal bewerteten DRG´s K04A oder K04B sowie ggf. während desselben stationären Aufenthaltes zusätzlich bei Komplikationen auftretenden Zusatzentgelte (Beatmungspauschale etc.).

5.4 Die Kostenerstattung durch die GKV

Relevant für die Entscheidung zur Operation als Selbstzahler ist auch, ob man nach der Kostentragung einen Kostenerstattungsanspruch gegen die GKV hat. Denn regelmäßig herrscht im Rahmen der GKV das bereits beschriebene Sachleistungsprinzip. Der Patient ruft gewisse medizinische Leistungen ab und erhält nicht die Kosten für die Maßnahmen erstattet.

Eine Kostenerstattung ist hingegen nur als Ausnahmefall vorgesehen. § 13 Abs. 3 SGB V regelt die Kostenerstattung. Diese Vorschrift sieht einen Kostenerstattungsanspruch der Versicherten nur dann als gerechtfertigt an, wenn die Krankenkasse eine unaufschiebbare Leistung nicht rechtzeitig erbringen konnte oder, wenn sie eine Leistung zu Unrecht abgelehnt hat und dadurch den Versicherten, die sich diese Leistung selbst beschaffen, Kosten entstanden sind.

An der Voraussetzung der ersten Fallalternative (unaufschiebbare Leistung) wird es regelmäßig fehlen. Denn eine Unaufschiebbarkeit in diesem Sinne setzt eine dringende Bedarfslage voraus, die es ausschließt, vor Inanspruchnahme der Leistung einen Antrag zu stellen. Diese Konstellation wird Notfällen vorbehalten bleiben müssen (so auch LSG Schleswig-Holstein, NZS 2008, 598). Der übliche Beschaffungsweg muss daher mit einer für den Patienten unvermeidbaren Verzögerung, d.h. mit medizinischen Risiken, nicht aber unbedingt mit Lebensgefahr, verbunden sein, die die Erhaltung oder Wiederherstellung der Gesundheit gefährden könnte. Grundsätzlich richtet sich die Beurteilung der dringenden Behandlungsbedürftigkeit allein nach medizinischen Kriterien. Nicht ausreichend ist etwa der Wunsch des Patienten, die Operation zu einem bestimmten Termin auszuführen, da nur so die Versorgung der Kinder gewährleistet ist (LSG Sachsen, Urteil vom 23.03.2005, Az.: L 1 KR 24/04).

Es verbleibt daher regelmäßig bei der zweiten Fallalternative, wonach die GKV den Leistungsantrag zu Unrecht abgelehnt hat. Im Rahmen dessen wird geprüft werden müssen, ob die Antragsvoraussetzungen vorhanden sind.

Zu beachten ist aber, dass im Falle einer Vorleistung durch den Versicherten bis zur Klärung der Kostenübernahme durch die GKV eine möglicherweise nötige Nachbesserung des Antrages nicht mehr möglich ist. Sofern es also an Attesten oder an der Durchführung einer konservativen Maßnahme bislang gefehlt hat, kann man hier nicht mehr tätig werden. Dieser Weg ist somit riskant und nicht empfehlenswert.

> **!** **Merke:**
> **Wichtig ist aber, dass der Patient in jedem Fall nur die Kosten erstattet erhält, die im Falle der Sachleistung – also bei der üblichen Abrechnung über die GKV – entstanden wären.**

Zudem hat der Patient die Möglichkeit, generell die Kostenerstattung zu wählen. Dies meint, dass er auf die Sachleistung verzichtet und die Kostenerstattung wünscht. Dies ist dann eine grundsätzliche Entscheidung und hat mit der vorbenannten Kostenerstattung aufgrund Systemversagens nichts gemein. Er hat dann die Möglichkeit – ähnlich dem Privatpatienten – von der GKV die Kosten zu fordern, die ihm vom Arzt in Rechnung gestellt wurden. Der Erstattungsanspruch ist aber der Höhe nach gedeckelt auf die Kosten, die beim „normalen" Verfahren entstanden wären. Der Patient bekommt also nur die Kosten erstattet, die entstanden wären, wenn er als GKV-Patient behandelt worden wäre.

Somit bietet die Wahl der Kostenerstattung keine Verbesserung im Hinblick auf die selbst zu tragenden Kosten.

5.5 Die teilweise Kostentragung

Gerade im Rahmen der Wiederherstellungsoperation ist es nicht selten, dass die GKV teilweise die Kosten der Operation übernimmt.

Beispiel: Die Straffung der Oberschenkel und Bauchdecke wird als indiziert angesehen, wohingegen die Korrekturen an der Brust und an den Oberarmen als medizinisch nicht notwendig beurteilt werden.

Dann besteht grundsätzlich die Möglichkeit, einen Teil der Leistung der GKV in Rechnung zu stellen. Wenn aber dann sowohl Leistungen erbracht werden, die der vertragsärztlichen Versorgung der Krankenkasse zuzurechnen sind, wie auch Privatleistungen außerhalb des Katalogs der GKV, muss eine strikte Abgrenzung getroffen werden, wem die Kosten zuzurechnen sind und, ob gegebenenfalls eine Kostenteilung in Betracht kommt.

Sind die Leistungen hingegen dergestalt, dass sie nicht voneinander abgegrenzt werden können, jedoch auch ein Privatanteil enthalten ist, so ist die gesamte Leistung als Privatleistung gegenüber dem Patienten abzurechnen. Diese Abgrenzung wird von den Krankenkassen danach vorgenommen, ob eine Leistung ohne die andere üblicherweise erbracht wird. So wäre beispielsweise die Anästhesieleistung im Rahmen einer privatärztlichen Behandlung grundsätzlich immer auch als privatärztliche Handlung in Ansatz zu bringen.

Sind privatärztliche Leistungsanteile bei einer Kassen-OP beinhaltet, kommt es darauf an, dass die Privatleistungen von untergeordneter Bedeutung sind und nicht zu einer Veränderung der Kassenleistung führen.

Beispiel: So wäre davon auszugehen, dass im Rahmen einer Bruststraffung/ -vergrößerung, die nicht als kassenärztliche Leistung anzusehen ist, auch die Gewebeentnahme, wenngleich sie medizinisch indiziert ist, nicht ansetzbar ist. Es ist daher in einem solchen Fall eine Aufteilung nicht möglich, so dass die Gewebeentnahme dann auch als Privatleistung abrechenbar wäre (vgl. hierzu Information der Kassenärztlichen Vereinigung Bayerns zur Privatliquidation bei GKV-Versicherten).

Sofern aber eine strikte Trennung, beispielsweise weil unterschiedliche Regionen behandelt werden, möglich ist, kann man selbstverständlich in einem operativen Schritt Kassenleistungen und privat zu bezahlende Leistungen erbringen.

6 Die steuerliche Absetzbarkeit

Sofern man als Patient einen Teil oder die gesamten Kosten der Operation selbst tragen muss, stellt sich die Frage der steuerlichen Absetzbarkeit dieser Kosten als außergewöhnliche Belastungen.

Damit dies überhaupt in Betracht kommt, fordert der Bundesfinanzhof (BFH) ein grundsätzlich vor der Behandlung ausgestelltes amts- oder vertrauensärztliches Gutachten, aus dem sich die Krankheit und die medizinische Notwendigkeit der den Aufwendungen zugrunde liegenden Behandlungen zweifelsfrei ergibt (BFH, Urteil vom 01.02.2001, Az.: III R 22/00). Ein Attest des behandelnden Arztes reicht nicht aus.

Sofern also Operationen durchgeführt werden, deren medizinische Notwendigkeit nicht feststeht, ist ein vorbenanntes Gutachten unabdingbar (BFH, Urteil vom 24.11.2006, Az.: III B 57/06).

7 Der Erstattungsanspruch des privat krankenversicherten Patienten

Im Rahmen der privaten Krankenversicherung (PKV) besteht insofern eine Besonderheit, als nicht das Sachleistungsprinzip der gesetzlichen Krankenversicherung gilt. Denn es kommen hier zwei unterschiedliche Vertragsverhältnisse zustande.

> **!** **Merke:**
> **Der Patient schließt mit dem Arzt einen Behandlungsvertrag, der auch die Vergütung beinhaltet.**
> **Der Patient hat dann aus dem Versicherungsvertrag einen Erstattungsanspruch gegen seine private Krankenversicherung.**

7.1 Der Erstattungsanspruch gegen die PKV

Dass auch hier für den Anspruch des Patienten die medizinische Indikation notwendig ist, ergibt sich aus den Allgemeinen Versicherungsbedingungen für die Krankheitskosten- und Krankenhaustagegeldversicherung/ Musterbedingungen des Verbandes der privaten Krankenversicherung (MB/KK), in denen sich folgende Regelung findet:

> ***1 Gegenstand, Umfang und Geltungsbereich des Versicherungsschutzes***
>
> ***(1) Der Versicherer bietet Versicherungsschutz für Krankheiten, Unfälle und andere im Vertrag genannte Ereignisse. Er erbringt, sofern vereinbart, damit unmittelbar zusammenhängende zusätzliche Dienstleistungen. Im Versicherungsfall erbringt der Versicherer***
>
> ***a in der Krankheitskostenversicherung Ersatz von Aufwendungen für Heilbehandlung und sonst vereinbarte Leistungen,***
>
> ***b) in der Krankenhaustagegeldversicherung bei stationärer Heilbehandlung ein Krankenhaustagegeld***
>
> ***(2) Versicherungsfall ist die medizinisch notwendige Heilbehandlung einer versicherten Person wegen Krankheit oder Unfallfolgen. Der Versicherungsfall***

beginnt mit der Heilbehandlung; er endet, wenn nach medizinischem Befund eine Behandlungsbedürftigkeit nicht mehr besteht.

Es wird also einerseits abgehoben auf eine Heilbehandlung und zum anderen auf die medizinische Indikation derselben. Krankheit im Sinne der Versicherungsbedingungen ist ein objektiv nach ärztlichem Urteil bestehender anormaler, regelwidriger Körper- oder Geisteszustand (BGH, VersR 2005, 1673 ff.).

Auch hier muss man aber zwischen bariatrischem Eingriff und Wiederherstellungsoperation unterscheiden.

7.1.1 Erstattungsanspruch für die adipositas-chirurgische Maßnahme

Der BGH hat bereits früh erkannt, dass die Adipositas per magna eine Krankheit im Sinne der PKV ist (BGH, VersR 1979, 221), wenn er ausführt:

> ***„Eine notwendige Heilbehandlung im Sinne der PKV liegt jedenfalls auch dann vor, wenn es nach den objektiven medizinischen Befunden und Erkenntnissen im Zeitpunkt der Vornahme der ärztlichen Maßnahmen vertretbar war, sie als notwendig anzusehen (hier: stationäre Behandlung der Adipositas durch sog Null-Diät)."***

Maßgeblich ist also nach Auffassung des BGH, der sich bei seiner Entscheidung auf ein Sachverständigengutachten berufen hat, die medizinische Indikation. Hierbei kommt es nicht auf die Auffassung des Patienten, auch nicht allein auf die des behandelnden Arztes an, vielmehr wird im Zweifelsfalle eine Überprüfung nach objektiven und anerkannten medizinischen Erkenntnissen durch einen neutralen Sachverständigen verlangt.

Auch wenn es sich dem Grunde nach um eine Krankheit handelt, könnte die PKV aufgrund vorsätzlichen Herbeiführens des Übergewichts von der Leistung befreit sein.

In § 5 MB/KK heißt es:

> *Keine Leistungspflicht besteht ......*
> *b) für auf Vorsatz beruhende Krankheiten und Unfälle einschließlich deren Folgen sowie für Entziehungsmaßnahmen einschließlich Entziehungskuren; ....*

Diese Ausnahme wird man für die krankhafte Adipositas nicht heranziehen können. Die Rechtsprechung geht daher allenfalls dann von einer Leistungsfreiheit aus, wenn der Patient trotz wiederholter Hinweise des Arztes sein Ernährungsverhalten nicht ändert.

☞ **Beispiel:** Setzt der Versicherungsnehmer nach zweimaliger stationärer Behandlung wegen Adipositas trotz eindringlicher ärztlicher Belehrungen über die Auswirkungen seines Essverhaltens seine ungesunden Essgewohnheiten fort, ist der Versicherer bei erneut eintretender Adipositas leistungsfrei (OLG Hamburg, VersR 1980, 275).

Jenseits dieser Ausnahmefälle ist eine Leistungsfreiheit nicht zu besorgen.

Die Tatsache, dass es sich dem Grunde nach bei der Adipositas um eine Krankheit handelt, ist zwischenzeitlich auch von den unterinstanzlichen Gerichten anerkannt worden (vgl. etwa OLG Nürnberg, VersR 1993, 565).

7.1.2 Kostenerstattung bei der Wiederherstellungsoperation

Es ist bislang keine Entscheidung bekannt, die eine Wiederherstellungsoperation als Heilbehandlung i.S.d. MB/KK verneint.

Es ist anzunehmen, dass dies dann der Fall ist, wenn nicht nur optische Erwägungen der Operation zu Grunde liegen.

Im Rahmen einer Brustverkleinerung hat die Rechtsprechung entschieden, dass die Maßnahme nicht nur kosmetischen Zwecken dienen darf. Wenn sich dieser kosmetische „Erfolg" zusätzlich einstellt, ist dies unschädlich. So führt das OLG Karlsruhe aus:

„Die Kosten der operativen Brustverkleinerung sind nach § 1 Abs. 2 MBKK erstattungsfähig, wenn die Brustverkleinerung nach objektiv vertretbarer medizinischer Bewertung der Verfassung der Patientin vor allem der Beseitigung eines körperlich und möglicherweise auch geistig gestörten Zustands dienen sollte; ein auch kosmetisches Ziel der Operation darf nur nicht alleiniger Anlass für die operative Brustverkleinerung gewesen sein."(OLG Karlsruhe, VersR 1995, 692).

Wenn eine medizinische Indikation vorliegt, weil beispielsweise dermatologische Probleme auftreten, ist von einem Erstattungsanspruch auszugehen.

7.2 Die Beteiligung an den Folgekosten

Eine Beteiligung an den Folgekosten, also wenn z.B. Komplikationen eintreten, ist im Rahmen der PKV nicht direkt vorgesehen. Denn die Beteiligung scheitert bereits daran, dass es im vorliegenden Fall um die Frage geht, ob der Patient die Kosten, die er in Vorleistung erbracht hat, vom Versicherer erstattet erhält. Insofern gilt also zunächst das „AllesOderNichtsPrinzip". Entweder erhält er die Kosten erstattet oder nicht.

Es stellt sich die Frage, ob ein Erstattungsanspruch besteht oder, ob nicht etwa die Versicherung von der Leistung befreit sein könnte. Eine Beteiligung des Patienten wie im Fall der GKV ist bereits aufgrund der getrennten vertraglichen Beziehungen nicht möglich.

Merke:
Nach der vorbenannten Definition wird man an der Heilbehandlung wohl regelmäßig keine Zweifel haben, wenn beispielsweise Komplikationen auftreten, die nur durch Folgeeingriffe oder einen langanhaltenden stationären Aufenthalt beherrscht werden können.

Auch wenn es sich dem Grunde nach um eine Krankheit im Sinne der PKV handelt, könnte die PKV aufgrund vorsätzlichen Herbeiführens der Krankheit von der Leistung befreit sein (§ 5 MB/KK).

Dies wird man aber regelmäßig nicht annehmen können. Denn der Vorsatz setzt voraus, dass der Patient bewusst und gewollt die Krankheit (also hier die Komplikationen) herbeigeführt hat. Der Patient muss also nicht nur wissen, dass er durch sein Verhalten eine Krankheit herbeiführen kann, er muss die Verwirklichung dieses Ereignisses wollen, sie also entweder zielgerichtet beabsichtigen oder zielgerichtet beabsichtigen wollen oder zumindest billigen, also in Kauf nehmen (Eventualvorsatz). Aufgrund der Aufklärung des Patienten über die Risiken der Behandlung, könnte man allenfalls an ein Billigen der Komplikationen denken. Allerdings ist davon auszugehen, dass ein Patient regelmäßig darauf vertraut, dass keine Komplikationen eintreten. Dann scheidet aber nach der Rechtsprechung auch der Eventualvorsatz aus (BGH, Urteil vom 18.10.2007, Az.: 3 StR 226/07).

! **Merke:**
Nach derzeitigem Stand der Rechtsprechung dürfte daher bei auftretenden Komplikationen der PKV Patient wieder unter den Versicherungsschutz fallen.

7.3 Der Verfahrensablauf

Bei der Auseinandersetzung mit der PKV handelt es sich um ein vollständig anderes Verfahren, das zum einen vor den Zivilgerichten durchgeführt wird, zum anderen mit erheblich höheren Verfahrenskosten einhergeht und schließlich aber regelmäßig (es sei denn, es müssen mehrere Gutachten eingeholt werden) schneller abläuft.

! **Merke:**
Je nach der Höhe der zu erstattenden Kosten wird die Klage beim Amtsgericht (bis 5.000,00 EUR) oder beim Landgericht (über 5000,00 EUR) erhoben.

Der Richter wird sich auch hier eines Gutachters bedienen, da er mangels eigener medizinischer Sachkunde den Fall nicht beurteilen kann. Die medizinische Indikation wird also auch hier von einem Gutachter geklärt werden müssen. Dabei handelt es sich aber nicht um einen Gutachter des MDK, sondern um einen vom Gericht zu bestellenden

Gutachter. Dabei wird es sich aller Erfahrung nach um einen (Krankenhaus-) Arzt handeln, der die notwendige Kenntnis vom streitgegenständlichen Eingriff hat.

Sollte dieser zu einem für den Patienten negativen Ergebnis gelangen, so muss mit einem Privatgutachten versucht werden, das gerichtliche Gutachten zu entkräften. Gelingt dies nicht, wird die Klage auf Erstattung der Heilbehandlungskosten abgewiesen. Dann bleibt nur mehr die Möglichkeit der Berufung zum Oberlandesgericht (oder Landgericht, wenn der Instanzenzug beim Amtsgericht begonnen hat).

Als letztes Mittel verbliebe dann die Revision zum BGH. Eine Revision zum BGH ist eher unwahrscheinlich, da diese nur stattfindet, wenn sie

- das Berufungsgericht in dem Urteil oder
- das Revisionsgericht auf Beschwerde gegen die Nichtzulassung

zugelassen hat.

Die Revision ist zuzulassen, wenn

- die Rechtssache grundsätzliche Bedeutung hat oder
- die Fortbildung des Rechts oder die Sicherung einer einheitlichen Rechtsprechung eine Entscheidung des Revisionsgerichtes erfordert.

Da die Voraussetzungen relativ stringent sind, ist die Zulassung der Revision sicher eher die Ausnahme als die Regel. Dies umso mehr, wenn ein in sich widerspruchsfreies und aussagefähiges Gutachten den Anspruch negiert und es nicht gelungen ist, dieses durch ein Privatgutachten objektiv zu entkräften.

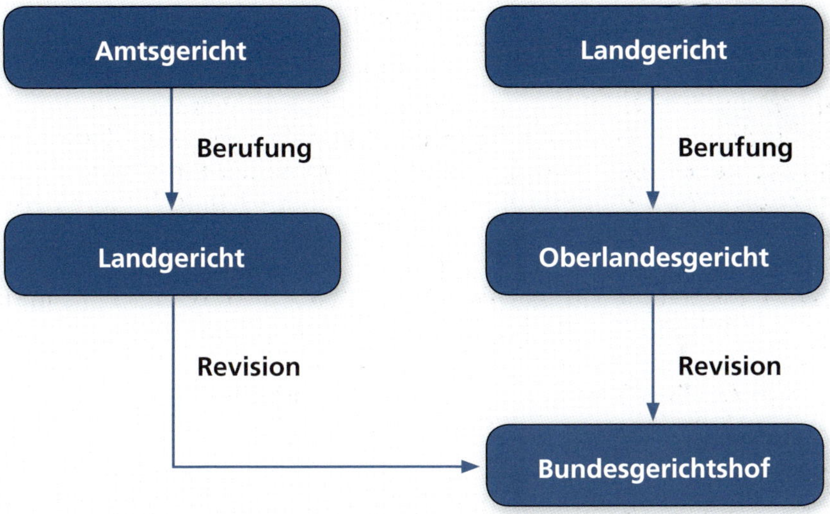

Abbildung 3: Instanzenzug

7.4 Die Abrechnung der Leistungen beim PKV Patienten

Wie bereits ausgeführt, muss der PKV Patient grundsätzlich eine Abrechnung nach GOÄ erhalten. Sämtliche Ärzte sind nach § 1 GOÄ an diese gebunden.

> **!** **Merke:**
> Eine Ausnahme macht die höchst richterliche Rechtsprechung nur für Privatkliniken. Wenn Privatkliniken eine Leistung an die Patienten verkaufen, so sind sie nicht an die GOÄ gebunden, sondern können ein Pauschalhonorar vereinbaren. Dieses kann dann auch ein Vielfaches der GOÄ-Gebühren ausmachen (BGH, VersR 2003, 581).

Schließlich ist darauf zu achten, dass es im Rahmen der GOÄ die Möglichkeit der Honorarvereinbarung nach § 2 Abs. 2 GOÄ gibt. Man kann also im Rahmen der Erhöhung der Steigerungssätze zu höheren Gebühren kommen, als dem maximal zulässigen 3,5-fachen Satz. Zu beachten gilt es, wenn man vom 2,3-fachen Satz abweicht, dass dies einer gesonderten Begründung bedarf.

Sofern man über den 3,5-fachen Satz hinaus liquidieren will, bedarf es der bereits benannten Honorarvereinbarung nach § 2 Abs. 2 GOÄ.

Diese Honorarvereinbarung ist an strenge Formvorschriften gebunden, die bei Nichteinhaltung die Unwirksamkeit der gesamten Honorarvereinbarung zur Folge haben.

So darf eine Honorarvereinbarung nur folgenden Inhalt haben:

- die Nummer und die Bezeichnung der Leistung,
- den Steigerungssatz,
- den vereinbarten Betrag,
- den Hinweis, dass möglicherweise keine volle Erstattung durch die Krankenversicherung erreicht werden kann.

Darüber hinausgehende Erklärungen und Hinweise darf die Honorarvereinbarung nicht enthalten. Sollte dies trotzdem der Fall sein, so könnte dies wiederum die Unwirksamkeit der Honorarvereinbarung bedeuten (vgl. § 2 GOÄ).

> **!** **Merke:**
> **Die Höhe des Steigerungsfaktors unterliegt dabei „nur" der Grenze der Angemessenheit. Aus der anwaltlichen Praxis ist ein Fall bekannt, bei welchem ein 12-facher Steigerungssatz nicht beanstandet wurde.**

Den Erhalt eines Exemplars der Vereinbarung sollte der Arzt sich auf dem bei ihm verbleibenden Doppel bestätigen lassen, um die Vereinbarung als solche auch beweisen zu können.

8 Die Rechtsschutzversicherung

Es empfiehlt sich dringend, vor dem ersten Antrag (beim GKV-Patienten) bzw. der Durchführung der Operation (beim PKV-Patienten) eine Rechtsschutzversicherung abzuschließen.

Diese übernimmt in der Regel die Kosten des gerichtlichen Verfahrens; im Rahmen der PKV regelmäßig auch die Kosten der außergerichtlichen Tätigkeit des Anwalts.

Die Kosten beim GKV-Patienten liegen pro Instanz der sozialgerichtlichen Tätigkeit bei ca. 300,00 – 600,00 EUR zzgl. MwSt. Diese Kosten können sich durch die Anzahl der Gerichtstermine etc. noch erhöhen. Hinzu kommen noch Kosten von Privatgutachten, die mehrere 1.000,00 EUR betragen können.

Wichtig ist, dass der Versicherungsvertrag vor der Antragstellung geschlossen wird, da bei Rechtsschutzversicherungen eine Wartezeit von ca. 6 Monaten besteht, bis Deckungsschutz für den ersten Rechtsschutzfall gewährt wird.

Praxistipp: Der Rechtsschutzfall wird aber vielfach in der Antragstellung gesehen, so dass hier planvoll vorgegangen werden muss.

Dies gilt umso mehr für die PKV-Patienten, da dort die Verfahrenskosten ungleich höher sind. In Abhängigkeit von den Operationskosten können diese mehrere 1.000,00 EUR pro Instanz betragen. Dies deshalb, weil im Falle des Scheiterns sowohl die Gerichtskosten, als auch die Kosten für Gutachten, Zeugen und Rechtsanwalt (beider Parteien) zu tragen sind. Sollte man sich mit dem Gedanken tragen, im Vorfeld der Operation die Zusage der Versicherung einzuholen, wozu zur Erlangung von Rechtssicherheit zu raten ist, so ist bereits vor diesem Schritt an eine Rechtsschutzversicherung zu denken.

9 Anhang I: Muster

9.1 Muster: Widerspruch

An
....

vorab per Telefax: ....

Ort, Datum

Versicherungsnehmer: ....
Antrag auf Kostenübernahme für einen adipositas-chirurgischen Eingriff
Ihr Bescheid/ Schreiben vom ....;
Ihr Zeichen: ....

Sehr geehrte Damen und Herren,
gegen Ihren Bescheid vom .... erhebe ich

Widerspruch.

Die Widerspruchsbegründung erfolgt nach Auswertung sämtlicher Unterlagen bis .... in einem gesonderten Schreiben.

Mit freundlichen Grüßen

Unterschrift

9.2 Muster: Widerspruchsbegründung

An..........

vorab per Telefax: ....

Ort, Datum

Versicherungsnehmer: ....
Antrag auf Kostenübernahme für einen adipositas-chirurgischen Eingriff
Ihr Bescheid/ Schreiben vom ....; Widerspruch vom ....
Ihr Zeichen: ....

Sehr geehrte Damen und Herren,
nunmehr liegen sämtliche Unterlagen vor, um den Widerspruch gegen Ihren Bescheid vom .... zu begründen.
Ich beantrage daher:

I. Der Bescheid der .... vom .... wird aufgehoben.

II. Die Kosten für den von dem/ der Widerspruchsführer / in beantragten adipositas-chirurgischen Eingriff werden übernommen.

BEGRÜNDUNG:

Seit dem Urteil des BSG (BSG) vom 09.02.2003 ist die behandlungspflichtige Adipositas als Krankheit im Sinne des § 27 SGB V anzusehen. Zudem ist die chirurgische Therapie als ultima ratio vom Leistungsanspruch des GKV-Patienten umfasst.
Ich erfülle sämtliche Anforderungen, die seitens der Rechtsprechung des BSG und des MDS an die Bewilligung einer adipositaschirurgischen Maßnahme gestellt werden.

1.
Beim Patienten muss ein BMI von größer 40 kg/m² vorliegen. Liegt der BMI größer 35 kg/m² müssen Begleiterkrankungen festzumachen sein.

Der bei mir festgestellte BMI beträgt .... kg/m². Ich habe ein Körpergewicht von .... kg bei einer Körpergröße von .... cm.

Beweis: .... in Ablichtung als Anlage

Auch die beigefügten Lichtbilder verdeutlichen meine erhebliche Adipositas.

Beweis: (Anzahl) Lichtbilder in Unterwäsche in Ablichtung als Anlage

Auch die ärztlichen Atteste, ..., stellen fest, dass ich unter einer Adipositas per magna leide.

Beweis: 1. .... in Ablichtung als Anlage
2. .... in Ablichtung als Anlage
3. .... in Ablichtung als Anlage

Es kann daher festgestellt werden, dass die vorliegende Adipositas als solche bereits ausreicht, um unter Berücksichtigung des Übergewichtes die erste Anspruchsvoraussetzung des BSG zu erfüllen.
(Wenn weniger als 40 kg/m² muss noch auf die Folgekrankheiten abgehoben werden.)

2.
Auch die konservativen Behandlungsmethoden sind im vorliegenden Fall ausgeschöpft.
Ich habe in den letzten .... Jahren zahlreiche Male versucht, auf konservativem Wege mein Gewicht zu reduzieren.
(wird ausgeführt mit entsprechenden „Beweisen")

3.
Zudem habe ich bereits seit Jahren gezeigt, dass ich bereit bin, meine Lebensweise zu ändern.
(wird ausgeführt mit entsprechenden „Beweisen")

4.
Es ist zudem auch keine Krankheit Ursache für das Übergewicht im Sinne einer Dysfunktion der Körperfunktionen.
(wird ausgeführt mit entsprechenden „Beweisen")

5.
Jenseits meiner bereits feststehenden manifesten Adipositas kam es zwischenzeitlich auch zu Begleiterkrankungen.
(wird ausgeführt mit entsprechenden „Beweisen")

6.
Ich bin auch hoch motiviert, was den Zeitraum nach der Operation anbelangt.
(wird ausgeführt mit entsprechenden „Beweisen")

7.
Der geplante Eingriff soll im Krankenhaus .... durchgeführt werden. Es handelt sich hierbei um ein spezialisiertes Zentrum mit multiprofessionellem Team. Alle dort handelnden Ärzte sind durch zahlreiche Verfahren als Spezialisten ausgewiesen. Ein Ernährungsberater ist zudem vor Ort.
Die lebenslange Nachbehandlung ist somit garantiert. Ich bin motiviert.

8.
Zusammenfassend kann man festhalten, dass ich sämtliche Kriterien der Rechtsprechung an die Durchführung einer adipositaschirurgischen Maßnahme erfülle.

Nicht zuletzt die vorgelegten Bilder bescheinigen, dass die konservativen Maßnahmen nicht von Erfolg gekrönt waren: Nach aktuellem Stand leide ich an einem Übergewicht von nahezu .... kg. Insbesondere treten zwischenzeitlich internistische Begleiterkrankungen, wie .... auf. Sämtliche Ärzte, die mich untersucht bzw. behandelt haben, sind einhellig der Auffassung, dass eine chirurgische Maßnahme notwendig ist.
Weitere konservative Maßnahmen, die eine Gewichtsreduktion zur Folge hätten, sind nicht ersichtlich.
Ich bitte daher die Kosten der beantragten Maßnahme zu übernehmen.

Mit freundlichen Grüßen

Unterschrift

Anlagen: Anlagen 1 bis

9.3 Muster: Klage

Sozialgericht ....

vorab per Telefax: ....

Ort, Datum

In Sachen

....

- Kläger/ in -

gegen

Versicherung (auf Vertretungsverhältnisse achten)
- Beklagte –

wegen **Antrag auf Kostenübernahme für einen adipositaschirurgischen Eingriff**

zeigen wir unter Vollmachtsvorlage die anwaltliche Vertretung der/ des Klägerin/ Klägers an. (Dieser Satz nicht, wenn selbst Klage erhoben wird)

Wir erheben hiermit/ erhebe ich hiermit

K l a g e

gegen die .... und **beantrage/ n:**

1.) Der Bescheid der Beklagten vom .... in der Gestalt des Widerspruchsbescheides der Beklagten vom .... wird aufgehoben.
2.) Die Beklagte wird verurteilt, der Klägerin/ dem Kläger die Kosten für den von der Klägerin/ dem Kläger beantragten adipositas-chirurgischen Eingriff zu übernehmen.
3.) Die Beklagte trägt die Kosten des Rechtsstreits.

Die Klagebegründung erfolgt in einem gesonderten Schreiben.

Unterschrift

Anlage: Widerspruchsbescheid der .... vom ....

9.4 Muster Diätlebenslauf und Aufstellung der unternommenen Maßnahmen zur Gewichtsreduzierung

Zeitraum Monat/Jahr	Art der Maßnahme	Startgewicht in kg	Endgewicht In kg	Bewegung In dieser Zeit

9.5 Muster: Erklärung über die Wahlentscheidung zur privatärztlichen Behandlung

Erklärung über die Wahlentscheidung zur privatärztlichen Behandlung gemäß § 18 Abs. 8 BMV-Ä/ § 21 Abs. 8 EKV

Ich, ... (Name der Patientin/ des Patienten) wünsche durch meine behandelnde Ärztin/ meinen behandelnden Arzt

.... (Name der Ärztin/ des Arztes)

die folgende(n) Leistung(en) auf privatärztlicher Basis in Anspruch zu nehmen:

....

....

Dieser Wunsch ist nicht auf Initiative meiner behandelnden Ärztin/ meines behandelnden Arztes zustande gekommen. Ausschlaggebend für meine Entscheidung war vielmehr folgender Sachverhalt (zutreffendes bitte ankreuzen):

☐ Die von mir gewünschte(n) Leistung(en) ist/ sind nicht Bestandteil der vertragsärztlichen Versorgung. Die Leistungen im Rahmen der Gesetzlichen Krankenversicherung (GKV) würden jedoch, wie meine Ärztin/ mein Arzt mir mitteilte, eine ausreichende Behandlung ermöglichen.

☐ Die von mir gewünschte(n) Leistung(en) ist/ sind zwar an sich Bestandteil der vertragsärztlichen Versorgung; sie ist/ sind bei meiner Erkrankung jedoch medizinisch nicht notwendig und zweckmäßig im Sinne des Wirtschaftlichkeitsgebotes und darf/ dürfen somit nicht zu Lasten der GKV erbracht und abgerechnet werden.

☐ Die von mir gewünschte(n) Leistung(en) ist/ sind zwar Bestandteil der vertragsärztlichen Versorgung; ich wünsche jedoch aus persönlichen Gründen eine privatärztliche Behandlung und Liquidation.

Meine behandelnde Ärztin/ mein behandelnder Arzt hat mich über Folgendes aufgeklärt:
Die von mir gewünschte Behandlung kann nicht mit meiner Krankenkasse abgerechnet werden.
Ich habe für die von mir gewünschte Behandlung auch keinen Anspruch auf Kostenerstattung dieser Leistung(en) gegenüber meiner Krankenkasse.
Meine behandelnde Ärztin/ mein behandelnder Arzt wird diese Leistung privatärztlich nach den Bestimmungen der Gebührenordnung für Ärzte (GOÄ) liquidieren. Die Rechnung ist von mir zu bezahlen.

....	....
(Ort, Datum)	(Unterschrift der Patientin / des Patienten)

10 Anhang II: Wichtige gerichtliche Entscheidungen (Volltext)

10.1 Grundsatzentscheidung des BSG zur Adipositas, Urteil vom 19. Februar 2003, Az: B 1 KR 1/02 R

Streitig ist, ob die beklagte Krankenkasse der bei ihr versicherten Klägerin einen chirurgischen Eingriff zur Verkleinerung des Magens ermöglichen muss.

Die 43 Jahre alte Klägerin ist hochgradig übergewichtig. Bei einer Körpergröße von 168 cm wiegt sie 111 kg. Der in der Medizin zur Klassifizierung des Körpergewichts verwendete Body Mass Index (BMI = Quotient aus Körpergewicht in Kilogramm und Körpergröße in Metern zum Quadrat) beträgt 39 (Normalgewicht: BMI 25). Da die extreme Adipositas bereits zu degenerativen Schäden des gesamten Bewegungsapparats geführt habe und wegen weiterer zu erwartender Folgekrankheiten mit hohen gesundheitlichen Risiken verbunden sei, andererseits herkömmliche Therapieformen wie Ernährungsberatung, Diätbehandlung, Bewegungstherapie, medikamentöse Therapie und Psychotherapie keinen längerfristigen Erfolg gebracht hätten, beantragte die Klägerin im März 1998 auf Anraten ihres Arztes bei der Beklagten die Übernahme der Kosten für die operative Einbringung eines den Magen einschnürenden, verstellbaren Silikonbandes (engl: Gastric Banding) mit dem Ziel, durch eine künstliche Verkleinerung des Magenvolumens eine Änderung des Essverhaltens herbeizuführen. Die Beklagte lehnte dies nach Anhörung des Medizinischen Dienstes der Krankenversicherung ab *(Bescheid vom 7. Mai 1998; Widerspruchsbescheid vom 10. Juli 1998)*.

Die Klage ist in beiden Vorinstanzen erfolglos geblieben. Das LSG hat darauf verwiesen, dass das extreme Übergewicht nicht auf eine Funktionsstörung des Magens, sondern allein auf das krankhafte Essverhalten der Patientin zurückzuführen sei, das vorwiegend seelische Ursachen habe. Mit der operativen Applikation eines Magenbandes werde in ein funktionell intaktes Organ eingegriffen und dieses regelwidrig verändert. Eine solche mittelbare Behandlung bedürfe wegen der damit verbundenen Nachteile und Risiken stets einer speziellen Rechtfertigung, die hier nicht gegeben sei. Es könne nicht davon ausgegangen werden, dass die chirurgische Therapie der Adipositas heute bereits dem allgemein anerkannten Stand der medizinischen Erkenntnisse entspreche. Denn es existierten weder definierte Behandlungsstandards in Gestalt von Richtlinien oder Leitlinien der medizinischen Fachgesellschaften, noch gebe es ausreichende Erkenntnisse über den langfristigen Erfolg einer derartigen Behandlung.

Mit der Revision rügt die Klägerin eine Verletzung der §§ 27 und 39 Fünftes Buch Sozialgesetzbuch (SGB V). Bei ihr liege eine Krankheit im Sinne der gesetzlichen Krankenversicherung vor. Ihr Magen habe sich normwidrig vergrößert, so dass die Annahme des LSG, es ginge um einen Eingriff in ein gesundes Organ, nicht zutreffe.

Die Klägerin beantragt,

die Urteile des LSG Rheinland-Pfalz vom 8. November 2001 und des Sozialgerichts Koblenz vom 26. Mai 2000 aufzuheben und die Beklagte unter Aufhebung des Bescheides vom 7. Mai 1998 in der Gestalt des Widerspruchsbescheides vom 10. Juli 1998 zur Übernahme der Kosten für die Implantation eines Magenbandes zu verurteilen.

Die Beklagte beantragt,
die Revision zurückzuweisen.

Die Revision der Klägerin ist im Sinne der Zurückverweisung begründet. Das angefochtene Urteil verletzt materielles Bundesrecht. Es stellt sich auch nicht aus anderen Gründen als richtig dar und muss deshalb aufgehoben werden. Ob der Klägerin die beanspruchte Leistung zusteht, vermag der Senat wegen fehlender Tatsachenfeststellungen nicht selbst zu entscheiden.

Allgemeine Rechtsgrundlage für die mit der Klage beanspruchte Sachleistung ist § 27 Abs. 1 Satz 1 SGB V. Danach haben Versicherte Anspruch auf Krankenbehandlung, wenn diese notwendig ist, um eine Krankheit zu erkennen, zu heilen, ihre Verschlimmerung zu verhüten oder Krankheitsbeschwerden zu lindern. Das Berufungsgericht hat in dem massiven Übergewicht der Klägerin zu Recht eine Krankheit im Sinne dieser Vorschrift gesehen. Die Rechtsprechung versteht darunter einen regelwidrigen Körper- oder Geisteszustand, der die Notwendigkeit ärztlicher Heilbehandlung oder – zugleich oder allein – Arbeitsunfähigkeit zur Folge hat. Als regelwidrig wird ein Zustand angesehen, der von der Norm, also vom Leitbild des gesunden Menschen, abweicht *(siehe dazu mwN: Senatsurteil vom 10. Februar 1993 – BSGE 72, 96, 98 = SozR 3-2200 § 182 Nr. 14 S. 64)*.

In der Medizin selber ist umstritten, ob bereits der Adipositas als solcher Krankheitswert zukommt. Einigkeit besteht aber darüber, dass bei starkem Übergewicht (im Allgemeinen ab einem BMI 30) eine Behandlung mit dem Ziel der Gewichtsreduktion erforderlich ist, weil andernfalls ein erhöhtes Risiko für das Auftreten von Begleit- und Folgeerkrankungen, wie Stoffwechselkrankheiten, Herz- und Kreislauferkrankungen, Atemwegserkrankungen, gastrointestinalen Erkrankungen, Krankheiten des Bewegungsapparates und bösartigen Neubildungen, besteht *(vgl Després et al, Treatment of obesity, in: British Medical Journal 2001, 716; Wechsler et al, Therapie der Adipositas, in: DÄ 1996, A-2214 mit weiterführender Diskussion in: DÄ 1997, A-600 ff)*. Ob dabei das krankhaft erhöhte Körpergewicht ein Risikofaktor für das Erleiden anderer schwer wiegender Erkrankungen oder „lediglich" ein Promotor oder Risikofaktor für die Entstehung weiterer Risikofaktoren ist *(so Martin, DÄ 1997, A-601)*, ist für die rechtliche Bewertung ohne Belang. Eine Therapieindikation besteht erst recht, wenn im konkreten Fall bereits Folgeerkrankungen aufgetreten sind, wie dies die behandelnden Ärzte bei der Klägerin festgestellt haben.

Erfordert die Adipositas eine ärztliche Behandlung, so belegt das zugleich die Regelwidrigkeit des bestehenden Zustandes und damit das Vorliegen einer Krankheit im krankenversicherungsrechtlichen Sinne.

Die Leistungspflicht der Krankenversicherung für eine chirurgische Therapie dieser Krankheit kann nicht mit der Erwägung verneint werden, dass für das Übergewicht das krankhafte Essverhalten der Patientin und nicht eine Funktionsstörung des Magens verantwortlich ist. Es trifft zwar zu, dass die operative Verkleinerung des Magens keine kausale Behandlung darstellt, sondern die Verhaltensstörung der Klägerin durch eine zwangsweise Begrenzung der Nahrungsmenge lediglich indirekt beeinflussen soll *(vgl. Husemann, Die chirurgische Therapie der extremen Adipositas, in: DÄ 1997, A-2132)*.

Eine solche mittelbare Therapie wird jedoch vom Leistungsanspruch grundsätzlich mit umfasst, wenn sie ansonsten die in § 2 Abs. 1 Satz 3 und § 12 Abs. 1 SGB V aufgestellten Anforderungen erfüllt, also ausreichend, zweckmäßig und wirtschaftlich ist sowie dem allgemein anerkannten Stand der wissenschaftlichen Erkenntnisse entspricht. Für chirurgische Eingriffe hat der Senat diesen Grundsatz allerdings eingeschränkt: Wird durch eine solche Operation in ein funktionell intaktes Organ eingegriffen und dieses regelwidrig verändert, wie das bei der Applikation eines Magenbandes geschieht, bedarf die mittelbare Behandlung einer speziellen Rechtfertigung, wobei die Art und Schwere der Erkrankung, die Dringlichkeit der Intervention, die Risiken und der zu erwartende Nutzen der Therapie sowie etwaige Folgekosten für die Krankenversicherung gegeneinander abzuwägen sind *(BSGE 85, 56, 60 = SozR 3-2500 § 28 Nr. 4 S. 18)*. Angesichts der unsicheren Prognose lässt sich eine Leistungsgewährung durch die Krankenkasse regelmäßig nicht rechtfertigen, wenn der operative Eingriff zur Behandlung einer psychischen Störung dienen soll *(BSGE 72, 96 = SozR 3-2200 § 182 Nr. 14; BSGE 82, 158, 163 f = SozR 3-2500 § 39 Nr. 5 S. 29 f)*. Darum geht es hier indessen nicht, denn die behandlungsbedürftige Adipositas hat zwar möglicherweise seelische Ursachen, ist aber selbst keine psychische Krankheit.

Entgegen der Auffassung des LSG kann der Klägerin auch nicht entgegengehalten werden, die chirurgische Therapie der Adipositas sei generell keine Leistung der Krankenversicherung, weil sie (noch) nicht ausreichend erprobt sei und es weder definierte Behandlungsstandards noch ausreichende Erkenntnisse über den langfristigen Erfolg einer derartigen Behandlung gebe. Freilich müssen auch Behandlungen im Krankenhaus den in § 2 Abs. 1 Satz 3, § 12 Abs. 1 und § 28 Abs. 1 SGB V für die gesamte Krankenversicherung festgelegten Qualitätskriterien genügen *(BSGE 81, 182, 187 = SozR 3-2500 § 109 Nr. 5 S. 187; BSG SozR 3-2500 § 92 Nr. 12 S. 71)*. Die Prüfung und Entscheidung darüber, ob eine im Krankenhaus angewandte Untersuchungs- oder Behandlungsmethode nach dem allgemein anerkannten Stand der medizinischen Erkenntnisse als wirksam und zweckmäßig einzuschätzen ist und damit dem geforderten Versorgungsstandard entspricht, obliegt aber nicht der Krankenkasse oder den Gerichten, sondern dem dafür nach § 137c SGB V eingerichteten Ausschuss Krankenhaus. Dieses mit Vertretern der Ärzteschaft, der Krankenhäuser und der Krankenkassen sachkundig besetzte Gremium soll – ähnlich wie im Bereich der ambulanten vertragsärztlichen Versorgung der Bundesausschuss der Ärzte und Krankenkassen – bei Bedarf die Frage der Zugehörigkeit einer Untersuchungs- oder Behandlungsmethode zum Leistungskatalog der Krankenversicherung für Leistungsanbieter, Kostenträger und Versicherte verbindlich klären.

Die Rechtslage hat sich in diesem Punkt durch das Gesetz zur Reform der gesetzlichen Krankenversicherung ab dem Jahr 2000 (GKVRefG 2000) vom 22. Dezember 1999 *(BGBl I 2626)* entscheidend geändert. Vorher waren in den §§ 137 bis 137 b SGB V zwar Maßnahmen zur Qualitätssicherung in der stationären Versorgung vorgesehen, die sich auf die Qualität der Behandlung, der Versorgungsabläufe und der Behandlungsergebnisse zu erstrecken hatten. Es gab aber – anders als für vertragsärztliche Leistungen – keine Regelung, die eine für Krankenhäuser, Kassen und Versicherte verbindliche Entscheidung über den diagnostischen und therapeutischen Nutzen sowie die Zweckmäßigkeit und Wirtschaftlichkeit einer im Krankenhaus praktizierten Untersuchungs- oder Behandlungsmethode und damit über deren Zugehörigkeit zum Leistungsspektrum der Krankenversicherung ermöglichte. Im Streitfall hatten deshalb die Gerichte der Sozialgerichtsbarkeit über die Wirksamkeit und Zweckmäßigkeit der jeweiligen Behandlungsweise zu befinden, indem sie ermittelten, ob hierüber in den ärztlichen Fachkreisen ein durch wissenschaftliche Studien hinreichend untermauerter Konsens bestand *(Senatsurteil vom 19. Februar 2002 – B 1 KR 16/00 R – SozR 3-2500 § 92 Nr. 12 S. 71 f – Colon- Hydro-Therapie; Urteil des 3. Senats des BSG vom 19. November 1997 – 3 RK 6/96 – BSGE 81, 182, 187 = SozR 3-2500 § 109 Nr. 5 S. 187 – Hyperthermiebehandlung).*

Der seit 1. Januar 2000 geltende § 137c SGB V bestimmt nunmehr, dass der von der Bundesärztekammer, den Bundesverbänden der Krankenkassen, der Bundesknappschaft, den Verbänden der Ersatzkassen und der Deutschen Krankenhausgesellschaft gebildete Ausschuss Krankenhaus, dem als „neutrales" Mitglied kraft Gesetzes der unparteiische Vorsitzende des Bundesausschusses der Ärzte und Krankenkassen angehört, auf Antrag eines Spitzenverbandes der Krankenkassen, der Deutschen Krankenhausgesellschaft oder eines Bundesverbandes der Krankenhausträger Untersuchungs- und Behandlungsmethoden, die zu Lasten der gesetzlichen Krankenkassen im Rahmen einer Krankenhausbehandlung angewandt werden oder angewandt werden sollen, daraufhin überprüft, ob sie für eine ausreichende, zweckmäßige und wirtschaftliche Versorgung der Versicherten unter Berücksichtigung des allgemein anerkannten Standes der medizinischen Erkenntnisse erforderlich sind. Ergibt die Überprüfung, dass die Methode den genannten Kriterien nicht entspricht, darf sie im Rahmen einer Krankenhausbehandlung zu Lasten der Krankenkassen nicht erbracht werden.

Erklärte Absicht des Gesetzgebers war es, mit dieser Regelung auch für den Krankenhausbereich ein Verfahren zur verbindlichen Bewertung von Untersuchungs- und Behandlungsmethoden durch die an der Leistungserbringung beteiligten Ärzte, Krankenhäuser und Krankenkassen zu etablieren. Vergleichbar dem Bundesausschuss der Ärzte und Krankenkassen sollte ein Gremium geschaffen werden, das Art und Qualität der in der Krankenhausbehandlung erbrachten Leistungen nach den

Maßstäben und Kriterien evidenzbasierter Medizin daraufhin prüft, ob sie für eine ausreichende, zweckmäßige und wirtschaftliche Versorgung der Versicherten unter Berücksichtigung des allgemein anerkannten Standes der medizinischen Erkenntnisse erforderlich sind *(BT-Drucks 14/1245 S. 90)*. Die Prüfung und Bewertung von Untersuchungs- und Behandlungsmethoden durch den Ausschuss Krankenhaus soll die Qualität der medizinischen Versorgung sichern und verhindern, dass fragwürdige Leistungen zu Lasten der gesetzlichen Krankenversicherung erbracht werden. Stellt der Ausschuss fest, dass Wirksamkeit und Nutzen einer Untersuchungs- oder Behandlungsmethode nicht hinreichend belegt sind und die Methode deshalb nicht, noch nicht oder nicht mehr dem aktuellen medizinischen Standard entspricht, hat das nach § 137c Abs. 1 Satz 2 SGB V zur Folge, dass ihre Anwendung bei Versicherten der gesetzlichen Krankenkassen ausgeschlossen ist. Dem Votum des Ausschusses Krankenhaus kommt danach in gleicher Weise wie dem Ergebnis der Überprüfung durch den Bundesausschuss der Ärzte und Krankenkassen nach § 135 Abs. 1 Satz 2 SGB V normative Wirkung zu, ohne dass an dieser Stelle zu untersuchen ist, welche Rechtsqualität die Entschließungen des Ausschusses haben und wie die vom Gesetzgeber gewählte Konstruktion verfassungsrechtlich zu bewerten ist.

Im Unterschied zur Rechtslage in der ambulanten vertragsärztlichen Versorgung verzichtet das Gesetz bei Krankenhausleistungen allerdings auf einen Erlaubnisvorbehalt für neue Untersuchungs- und Behandlungsmethoden mit der Konsequenz, dass im klinischen Bereich neuartige Verfahren vor einem Einsatz in der Krankenversicherung nicht automatisch einer Überprüfung und Bewertung im Hinblick auf die Erfüllung der geforderten Versorgungsstandards unterzogen werden. Das ändert aber nichts daran, dass nach dem gesetzgeberischen Konzept die Frage des medizinischen Nutzens und der wissenschaftlichen Akzeptanz von Untersuchungs- und Behandlungsmethoden auch im Krankenhausbereich durch einen sachverständigen Ausschuss abschließend und verbindlich geklärt und nicht von Fall zu Fall einer Entscheidung durch die Krankenkasse oder das Gericht überlassen werden soll. Die Regelung in § 137c SGB V orientiert sich am Vorbild des § 135 Abs. 1 SGB V. Nach der Begründung zum Fraktionsentwurf des GKVRefG 2000 sollte das aus der ambulanten Versorgung bekannte Verfahren der Überprüfung und Bewertung von Untersuchungs- und Behandlungsmethoden in abgewandelter Form auf den stationären Bereich übertragen werden, um so auch die Qualität der Leistungserbringung im Krankenhaus zu sichern *(BT-Drucks 14/1245 S. 90)*. Mit der Angleichung der Entscheidungsstrukturen korrespondiert die Verpflichtung der Beteiligten zur Koordination der Entscheidungsinhalte durch die in § 135 Abs. 1 Satz 4 und § 137c Abs. 1 Satz 3 SGB V vorgeschriebene Abstimmung der Arbeitspläne und Bewertungsergebnisse zwischen dem Ausschuss Krankenhaus und dem Bundesausschuss der Ärzte und Krankenkassen sowie die Möglichkeit sektorenübergreifender Empfehlungen durch den Koordinierungsausschuss nach § 137e Abs. 4 SGB V.

Dass § 137c SGB V ebenso wie § 135 Abs. 1 i.V.m. § 92 Abs. 1 Satz 2 Nr. 5 SGB V eine abschließende Zuständigkeit für die Bewertung der Qualität von Untersuchungs- und Behandlungsmethoden begründen will, folgt letztlich aus der im Kern übereinstimmenden Zielsetzung beider Vorschriften. Die Gründe für die Schaffung des Ausschusses Krankenhaus sind dieselben, die für die Übertragung der Richtlinienbefugnisse auf den Bundesausschuss der Ärzte und Krankenkassen im Bereich der vertragsärztlichen Versorgung angeführt worden sind: Über die Zugehörigkeit einer Untersuchungs- oder Behandlungsmethode zum Leistungskatalog der Krankenversicherung kann nicht in jedem Einzelfall neu, womöglich mit unterschiedlichen Ergebnissen, entschieden werden.

Es bedarf vielmehr einer einheitlichen Festlegung, die den Leistungsumfang für die Betroffenen (Leistungsanbieter, Kostenträger, Versicherte) verbindlich regelt. Die Entscheidungszuständigkeit soll bei einem sachverständigen Gremium aus dem Bereich der Betroffenenselbstverwaltung bzw. aus dem Kreis der am Leistungsgeschehen unmittelbar beteiligten Leistungserbringer und Kostenträger liegen, damit einerseits die nötige Flexibilität gewährleistet und zeitnahe, sachgerechte Entscheidungen ermöglicht und zum anderen Details der medizinischen Versorgung unmittelbar auf Expertenebene geregelt werden.

Das Fehlen eines Erlaubnisvorbehalts in § 137c SGB V hat zur Folge, dass im Krankenhaus grundsätzlich auch neuartige Verfahren keiner vorherigen Zulassung bedürfen, sondern zu Lasten der Krankenversicherung angewendet werden können, solange der Ausschuss Krankenhaus sie nicht ausgeschlossen hat. Die Gefahr, dass deshalb zweifelhafte oder unwirksame Maßnahmen zum Einsatz kommen, ist im Krankenhaus schon wegen der internen Kontrollmechanismen und der anderen Vergütungsstrukturen geringer als bei der Behandlung durch einzelne niedergelassene Ärzte. Neue, noch nicht ausreichend gesicherte Diagnose- und Behandlungsmethoden können im Krankenhaus im Rahmen klinischer Studien erprobt werden, die in § 137c Abs. 1 Satz 2 SGB V vom

Anwendungsbereich der Vorschrift ausdrücklich ausgenommen sind. Bei Zweifeln am medizinischen Nutzen einer neuen Behandlung hat die Krankenkasse – wie im Übrigen bei allen etablierten Methoden, die weder im ambulanten noch im stationären Bereich einer automatischen Überprüfung unterliegen – die Möglichkeit, über ihren Spitzenverband eine Beurteilung durch den Ausschuss Krankenhaus zu veranlassen und gegebenenfalls auf diesem Wege eine Ausgrenzung zu erreichen.

Wenn eine chirurgische Behandlung der extremen Adipositas nach alledem auch nicht von vornherein als Kassenleistung ausscheidet, so ist doch im Einzelfall zu prüfen, ob bei dem jeweiligen Patienten die Indikation für eine solche Therapie gegeben ist. Im Fall der Klägerin sind dazu weitere Ermittlungen erforderlich, die das LSG – von seinem Standpunkt zu Recht – bisher nicht durchgeführt hat.

Da das Behandlungsziel einer Gewichtsreduktion auf verschiedenen Wegen erreicht werden kann, ist zunächst zu prüfen, ob eine vollstationäre chirurgische Behandlung unter Berücksichtigung der Behandlungsalternativen (diätetische Therapie, Bewegungstherapie, medikamentöse Therapie, Psychotherapie) notwendig und wirtschaftlich ist *(§ 12 Abs. 1, § 39 Abs. 1 Satz 2 SGB V)*. Sodann muss untersucht werden, ob nach dem aktuellen Stand der wissenschaftlichen Diskussion aus medizinischer Sicht die Voraussetzungen für eine chirurgische Intervention gegeben sind. Nach den vorliegenden Leitlinien der Fachgesellschaften *(Leitlinie der Deutschen Adipositas-Gesellschaft, Stand: November 1998; Leitlinie zur Behandlung der Adipositas in Deutschland des Instituts für Gesundheitsökonomie und Klinische Epidemiologie der Universität Köln, Autoren: Lauterbach et al, Stand: Juli 1998; Consensus Statement der Nationalen Gesundheitsbehörden der USA vom März 1991)* und den einschlägigen Literaturbeiträgen *(Wechsler et al, Therapie der Adipositas, DÄ 1996, A-2214; Husemann, Die chirurgische Therapie der extremen Adipositas, DÄ 1997, A-2132; Kunath et al, Erfolg und Misserfolg beim laparoskopischen „Gastric Banding", Der Chirurg 1998, 180)* kommt die Implantation eines Magenbandes nur als ultima ratio und nur bei Patienten in Betracht, die eine Reihe von Bedingungen für eine erfolgreiche Behandlung erfüllen (BMI 40 oder 35 mit erheblichen Begleiterkrankungen; Erschöpfung konservativer Behandlungsmöglichkeiten; tolerables Operationsrisiko; ausreichende Motivation, keine manifeste psychiatrische Erkrankung; Möglichkeit einer lebenslangen medizinischen Nachbetreuung u.a.). Das LSG wird – ggf. mit sachverständiger Hilfe – zu ermitteln haben, ob diese Voraussetzungen bei der Klägerin gegeben sind und, ob der Eingriff nach dem Ergebnis der für mittelbare Behandlungen geforderten speziellen Güterabwägung gerechtfertigt ist. In der abschließenden Entscheidung ist auch über die Kosten des Revisionsverfahrens zu befinden.

11 Anhang III: Wichtige gerichtliche Entscheidungen (Leitsätze)

11.1 Entscheidung des LSG Sachsen-Anhalt vom 16.11.2004, Az.: L 4 KR 60/04 (Hautstraffungsoperation)

Eine Krankheit liegt nach Auffassung des LSG Sachsen-Anhalt vor, welches sich dabei an die Rechtsprechung des BSG anlehnt, wenn der Versicherte in seiner Körperfunktion beeinträchtigt wird oder, wenn die anatomische Abweichung entstellend wirkt.

Demnach sind die Krankenkassen grundsätzlich nicht verpflichtet, die Kosten einer Hautstraffungsoperation nach extremer Gewichtsreduktion zu tragen. Einer mit der Gewichtsreduktion einhergehenden Hauterschlaffung kommt nur dann ein Krankheitswert zu, wenn dauerhaft therapieresistente Hautreizungserscheinungen wie Pilzbefall, Sekretionen oder entzündliche Veränderungen vorliegen.

LSG Baden-Württemberg, Urteil vom 28.07.2004, Az.: L 11 KR 896/04 (Bauchdeckenkorrektur)

Das LSG Baden-Württemberg hat mit vorbenannter Entscheidung festgestellt, dass eine Bauchdeckenkorrektur auf Kosten der gesetzlichen Krankenversicherung nur als letzter Ausweg (ultima ratio) in Betracht kommt. Dies dann, wenn die üblichen Behandlungsmöglichkeiten erschöpft sind. Klarstellend führt das LSG aus, dass psychische Störungen in der Regel mit den Mitteln der Psychiatrie und Psychotherapie zu behandeln sind.

11.2 LSG Berlin, Entscheidung vom 24.03.2004, Az.: L 15 KR 11/02 (Implantation eines Magenballons)

Das LSG Berlin hat mit vorbenannter Entscheidung festgestellt, dass auch die Implantation eines Magenballons nicht grundsätzlich von der Leistungspflicht der Krankenkassen ausgenommen ist. Dies setzt allerdings voraus, dass die Implantation des Magenballons als Krankenhausleistung erbracht wird. In Übereinstimmung mit der bisherigen Rechtsprechung zur operativen Adipositas-Behandlung fordert aber das LSG Berlin, dass in jedem Einzelfall zu prüfen ist, ob tatsächlich eine medizinische Indikation für die begehrte Behandlung gegeben ist und, ob diese notwendig, zweckmäßig und wirtschaftlich ist. Wichtig ist aber, dass das LSG Berlin einen Leistungsanspruch nicht grundsätzlich verneint.

11.3 LSG Berlin, Entscheidung vom 24.03.2004, Az.: L 15 KR 11/02 (Implantation eines Magenballons)

Das LSG Berlin hat mit vorbenannter Entscheidung festgestellt, dass auch die Implantation eines Magenballons nicht grundsätzlich von der Leistungspflicht der Krankenkassen ausgenommen ist. Dies setzt allerdings voraus, dass die Implantation des Magenballons als Krankenhausleistung erbracht wird. In Übereinstimmung mit der bisherigen Rechtsprechung zur operativen Adipositas-Behandlung fordert aber das LSG Berlin, dass in jedem Einzelfall zu prüfen ist, ob tatsächlich eine medizinische Indikation für die begehrte Behandlung gegeben ist und, ob diese notwendig, zweckmäßig und wirtschaftlich ist. Wichtig ist aber, dass das LSG Berlin einen Leistungsanspruch nicht grundsätzlich verneint.

11.4 LSG Baden-Württemberg, Urteil vom 12.07.2006, Az.: L 5 KR 5779/04 (Magenband)

Das Landessozialgericht Baden-Württemberg hat in vorbezeichneter Entscheidung festgestellt, dass ein Anspruch auf die Implantation eines Magenbandes nur dann besteht, wenn zuvor sämtliche konservativen Behandlungsmethoden ernsthaft und konsequent durchgeführt wurden.

11.5 VG Stuttgart, Urteil vom 26.04.2005, Az.: 17 K 2420/03 (Adipositas-Operation)

Das Verwaltungsgericht Stuttgart hat in vorbenannter Entscheidung festgestellt, dass nach dem Stand der medizinischen Erkenntnis krankhaftes Übergewicht in manchen Fällen durch eine chirurgische Therapie behandelt werden kann, so dass dann die Kosten hierfür erstattungsfähig sind. Zudem hat das VG Stuttgart festgestellt, dass Gutachten, die von vornherein die chirurgische Therapie als ungeeignet ablehnen, nicht geeignet sind, als Entscheidungsgrundlage für die medizinische Notwendigkeit einer chirurgischen Maßnahme zu dienen.

11.6 SG Dresden, Urteil vom 21.06.2006, Az.: S 18 KR 1302/04 (Magenbypass)

Das SG Dresden hat festgestellt, dass die Leistungspflicht für eine Magenbypass-Operation nicht deswegen verneint werden kann, weil für das Übergewicht das krankhafte Essverhalten des Patienten und nicht eine Funktionsstörung des Magens verantwortlich ist. Deshalb scheidet die chirurgische Behandlung der extremen Adipositas nicht von vornherein als Kassenleistung aus, wenn die konservativen Behandlungsalternativen ausgeschöpft sind.

11.7 LSG Nordrhein-Westfalen, Urteil vom 19.04.2007, Az.: L 16 B 14/07 ER (einstweiliger Rechtsschutz)

Das LSG Nordrhein-Westfalen hat festgestellt, dass für den Erlass einer einstweiligen Anordnung unter anderem glaubhaft zu machen ist, dass die für den Fall der Nichtgewährung der Kostenübernahme eintretenden Nachteile für den Patienten unzumutbar sind und ein hoher Grad an Wahrscheinlichkeit für einen Erfolg des Klageverfahrens spricht. Zudem ist es für die Verpflichtung der Krankenkasse, im Wege des einstweiligen Rechtsschutzes die Kosten einer operativen Magenverkleinerung zu übernehmen, notwendig, dass ein lebensbedrohlicher Zustand besteht. Anderenfalls ist eine sofortige Operationsindikation nicht anzunehmen.

11.8 SG Aachen, Urteil vom 17.02.2009, Az.. S 13 KR 85/08 (Magenband / Kostenerstattung)

Das SG Aachen hat nochmals in einer aktuellen Entscheidung die Grundsätze ausformuliert, die für einen Anspruch auf Kostenübernahme bzw. – erstattung gelten. Da das Behandlungsziel auf verschiedenen Wegen erreicht werden kann, ist zunächst zu prüfen, ob eine vollstationäre chirurgische Behandlung unter Berücksichtigung der Behandlungsalternativen (diätetische Therapie, Bewegungstherapie, medikamentöse Therapie, Psychotherapie) notwendig und wirtschaftlich ist. Sodann muss untersucht werden, ob nach dem aktuellen Stand der wissenschaftlichen Diskussion aus medizinischer Sicht die Voraussetzungen für eine chirurgische Intervention gegeben sind. Nach den vorliegenden Leitlinien der Fachgesellschaften (vgl. zuletzt: Evidenzbasierte Leitlinie "Prävention und Therapie der Adipositas", Version 2007 der Deutschen Adipositas-Gesellschaft u.a.) und den einschlägigen Literaturbeiträgen (vgl. z.B. Der Chirurg, Zeitschrift für alle Gebiete der operativen Medizin, Band 76, Heft 7, Juli 2005 mit zahlreichen Beiträgen zur Adipositaschirurgie, dort insbesondere: Schusdziarra/Hausmann/Erdmann, Adipositaschirurgie: Patientenselektion und Indikationsstellung, S. 653 ff.) kommt die Implantation eines Magenbandes – so das BSG (a.a.O.) – nur als Ultima Ratio und nur bei Patienten in Betracht, die eine Reihe von Bedingungen für eine erfolgreiche Behandlung erfüllen (BMI von 40 oder darüber; Alter über 18 Jahre; erfolglose konservative Therapie unter Anleitung qualifizierter Fachkräfte; Gewährleistung postoperativer Betreuung). Der wichtigste Punkt für die Indikation zum operativen Vorgehen ist eine erfolglose konservative Therapie. Die konservative Adipositastherapie umfasst ein weites Feld von Therapieansätzen, die vom Eigenversuch mit Außenseitendiäten bis hin zu qualifizierten Abnehmprogrammen unter Anleitung qualifizierter Fachkräfte reichen können. Vor einer operativen Intervention sollten im jeden Fall ein, besser zwei Versuche der Gewichtsreduktion unter Anleitung qualifizierter Fachkräfte und unter Einbeziehung eines multimodalen Therapiekonzeptes durchgeführt worden sein. Ein multimodales Therapiekonzept besteht aus einer kalorienreduzierten Umstellung des individuellen Ernährungsverhaltens. Diese muss kombiniert werden mit einer Steigerung der körperlichen Aktivität und kann letztlich noch durch Medikamente unterstützt werden. Zusätzlich sollte bei diesen Patienten, die ein extremes Übergewicht haben, auch eine psychologische und/oder eine psychiatrische Bewertung der Krankheitssituation erfolgt sein, um endogene Psychosen auszuschließen. Eine qualifizierte, konservative Adipositastherapie sollte präoperativ über mindestens sechs Monate versucht worden sein.

12 Checklisten

12.1 Checkliste Antrag auf Kostenübernahme eines adipositas – chirurgischen Eingriffs

1. Anschreiben aus dem sich die Ernsthaftigkeit des Wunsches der Operation ergibt.
   a. vollständige Adresse des Antragstellers
   b. Versicherungsnummer des Antragstellers
   c. persönliche Daten (wie beispielsweise Geburtsdatum, Familienstand)
   d. Angabe von Alter, Größe, Gewicht und daraus resultierender Body Mass Index (BMI)
   e. Darstellung warum die Operation für den Antragsteller eine ultima ratio i.S. einer letzten Möglichkeit darstellt, seine Gesundheitsziele zu erreichen (kurz darstellen).
   f. Abwägungsprozess zusammen mit behandelnden Ärzten und Therapeuten darstellen, inkl. Darstellung der Kenntnis von der Operation und deren Risiken
   g. Kurz beschreiben, was sie sich hinsichtlich des eigenen Ernähnungsverhaltens von der Operation versprechen
   h. Beschreibung der durch die angestrebte Gewichtsreduktion gesteckten Ziele hinsichtlich Bewegungsverhalten, Beruf, Lebensqualität
2. Vorliegende adipositas-assoziierte Erkrankungen
   a. Atteste / Gutachten der behandelnden Ärzte (Hausärzte und Fachärzte) über z.B. PCO-Syndrom, Kniearthrose Grad II beidseits, Sodbrennen bei Gastro-Ösophagealem Reflux, Diabetes
   b. Beschreibung wie diese ihre Leistungsfähigkeit beeinträchtigen

3. Ausschöpfung aller konservativen Behandlungsmethoden durch detaillierte Darstellung der durchgeführten konservativen Therapiemaßnahmen
    a. Gewichts-/Bewegungs-Lebenslauf
    b. Lichtbilder, die zum einen möglicherweise den Verlauf der Zunahme dokumentieren, andererseits aber den Ist-Zustand festhalten
    c. Ärztliches Attest der Ernährungstherapie
    d. Teilnahmebescheinigung, die körperliche Aktivität belegen: Fitnessstudio, Besuch Schwimmgruppe, Walking etc.)
    e. Ggf. Bescheinigung über durchgeführte Verhaltens- oder Psychotherapie
    f. Regelmäßige Teilnahme an Treffen der Adipositasselbsthilfegruppe Alle durchgeführten Maßnahmen sollten in der Anlage tabellarisch dargestellt werden
4. Kein Vorliegen von Suchtkrankheiten/Essstörungen
    a. Bestätigung vom Hausarzt
    b. Ggf. Psychologisches Gutachten
5. Zum Abschluss sollte der Antragsteller darstellen, dass er sich mit den Aspekten der Adipositaschirurgie wie Operationsmethoden, Voraussetzungen, Risiken, Auswirkungen, Vor- und Nachsorge, sowie der, mit der Operation einhergehenden, erforderlichen lebenslangen Ernährungsumstellung und Mitarbeit informiert und damit intensiv auseinandergesetzt hat
6. Anlagen mit tabellarischen Aufstellungen, Attesten, Gutachten und Bescheinigungen

12.2 Checkliste Antrag auf Kostenübernahme einer Wiederherstellungsoperation

1. Anschreiben aus dem sich die Ernsthaftigkeit des Wunsches der Operation ergibt.
2. Atteste der behandelnden Ärzte, insbesondere Dermatologe, ggf. Psychiater
3. zwingend Lichtbilder der Hautirritationen
4. vollständige Andresse des Antragstellers
5. Versicherungsnummer des Antragstellers
6. persönliche Daten (wie beispielsweise Geburtsdatum)
7. eine Schilderung des Alltags (beispielsweise Körperpflege)
8. Darstellung der Kenntnis von der Operation